フロレンス・ナイティンゲール
Florence Nightingale

看護覚え書き

本当の看護とそうでない看護

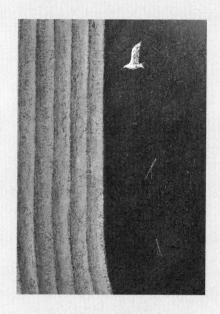

小玉香津子・尾田葉子 [訳]

NOTES ON NURSING:
WHAT IT IS, AND WHAT IT IS NOT. 1859

1859

日本看護協会出版会

Florence Nightingale

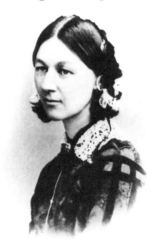

フロレンス・ナイティンゲール
1820－1910
［1861年撮影］

NOTES ON NURSING:

WHAT IT IS, AND WHAT IT IS NOT.

BY

FLORENCE NIGHTINGALE.

LONDON:
HARRISON, 59, PALL MALL,
BOOKSELLER TO THE QUEEN.

NOTES ON NURSING : WHAT IT IS, AND WHAT IT IS NOT.
by Florence Nightingale. London : Harrison, 59, Pall Mall, 1859.

訳者まえがき

　本書は，フロレンス・ナイティンゲールの代表的著作，"NOTES ON NURSING"（1859）の全訳である。"NOTES ON NURSING"は，わが国では"看護覚え書き"と題され，看護職者をはじめ保健医療関係者の間で広く知られるようになって久しい。

　現代社の『看護覚え書』は，小玉も訳者の一人であるのだが，1975年から版を重ね，日本の看護の実践と教育と研究の歩みを刺激してきたと，正直，思っている。他に，今のところ少なくとも出版2社による"看護覚え書き"がある。ただし，これらはいずれも，ナイティンゲールが1860年に発表した増補改訂版の"看護覚え書き"である。「看護師とは？」ではじまる補章が加わり，各章各所に相当量の加筆，脚註の本文への組み入れ，文章の若干の位置移動などがみられるこの増補改訂版は，"看護覚え書き"の，とくに看護職者向けとしての「決定版」と考えられ，翻訳の底本とされたのである。

　これに対し，本書の底本は，ナイティンゲールが1859年に発表した最初の"看護覚え書き"，つまり初版である。日本看護協会出版会と訳者らはこれまでも，『二つの看護覚え書き』（1985），『ノーツ・オン・ナーシング』（1997）という形で，初版のほうを読者に提供してきた。両書とも"看護覚え書き"に，関連の論考，原文などが合わさった書物であるが，初版を紹介しておくことが出版の主目的であっ

た。

　それはなぜか。初版の"看護覚え書き"を尊重するからである。

　"看護覚え書き"は 1859 年の初版が，英国で刷り続けられ，米国で復刻出版が繰り返された。1860 年の増補改訂版は，装幀美麗な高価本だったこともあって，初版のようには普及しなかった。しかし，この事実により直接関与したと思われるのが，出版社に勧められて増補改訂版を出すにあたりナイティンゲールその人が，「加えるが変えない，書き換えたいところはないのだから」と，初版のいわば完全性を明言したことである。"看護覚え書き"が，今日それをもって高く評価されているところの，ナイティンゲールの看護の本質，あるいはナイティンゲールの看護が看護する者に作用して向上ないし再生させる要素は，初版に十分述べられているとみてよい。このことは，はばかりながら両方の版を読んできた小玉の判断でもある。なべて書物は初版に著者の真実の要が語られている，と確信もする。"看護覚え書き"の初版には，「追って加えられたもの」は差し置き，ひもとく意味がある。

　そしてその，「追って加えられたもの」についてである。増補改訂版は，観察の章に次いで大部な補章（Supplementary Chapter）の存在がとりわけ注目されるのだが，サプリメントはあくまでもサプリメント，不足を「補う」ものである。補章では，初版のそこここが補われているのであって，その冒頭の「看護師とは？」も，そこここを補う一項にほかならない。食品の場合と同じく，サプリメントなしで必要な栄養を「読み」「摂る」過程にこそ，ことの本来の格別な味わい深さがある。

このような次第で，このたびもまた，初版の"看護覚え書き"なのである。日本看護協会出版会と訳者らはこれからも初版を読者に提供することにした。それも付属物のない"看護覚え書き"だけの一冊を提供することにした。

　翻訳は，『二つの看護覚え書き』と『ノーツ・オン・ナーシング』における尾田葉子訳をもとに，看護学的に内容を確認しながらも解釈を加えることは一切退け，原文に忠実に行った。そのように読むことにより，ナイティンゲールの，理論的にして経験的な，的確にして広がりをもつ論述が，彼女の言うとおり看護を「考えるヒント」であることがはっきりしたと思う。「本当の看護」と「そうでない看護」のどちらをあなたは選ぶか，と問う彼女の声がよく聞こえるようになったと思う。

　2004年5月

　　　　　　　　　　　　　　　　　　　　小玉香津子

訳語について

原書中の nurse は本書では「看護師」とした。

凡例

原書中の強調のための斜体は**太字**とした。
＊は原書註。
†は訳者註。

まえがき

　以下の覚え書きは，看護師がこれによって自分で看護を学習するための考え方として意図されたものでは決してないし，ましてや，看護師に看護することを教えるマニュアルとして意図されたものでもない。これらは，他者の健康について個人として責任を負う女性に，考えるヒントを与えるだけのものである。英国に住むすべてのあるいは少なくともほとんどの女性は，その人生のいろいろな折に，子どもであれ病人であれ誰かの健康について責任を負う——言い換えれば，女性は皆，看護師である。身体が病気に罹らないような，あるいは病気から回復できるような状態に置くにはどうすればよいかについての，日常の衛生知識あるいは看護の知識が重要である。それは誰もがもつべき知識であり——専門家だけがもつことのできる医学の知識とは異なるものである。

　そこで，もし女性は誰でもその人生のいろいろな折に看護師にならなければならない，つまり，他者の健康について責任を負わなければならないとして，もしすべての女性がどう看護するかをよく考えれば，彼女の積み重ねられた経験の産物は，どれほど厖大でどれほど貴重なものになるだろうか。

　私は彼女にどのようにするかを教えようとしているのではない，彼女が自分自身に教えるようにと願っているのだ。そのために私はあえて彼女にいくつかのヒントを提供することにした。

目　次

訳者まえがき ………… i

まえがき　Preface ………… v

看護覚え書き：本当の看護とそうでない看護
Notes on Nursing : what it is, and what it is not ………… 1

- I　換気と加温　Ventilation and Warming ………… 7
- II　家屋の健康　Health of Houses ………… 21
- III　ちょっとした管理　Petty Management ………… 35
- IV　物音　Noise ………… 46
- V　変化のあること　Variety ………… 64
- VI　食事　Taking Food ………… 71
- VII　どんな食べ物を？　What Food? ………… 79
- VIII　ベッドと寝具　Bed and Bedding ………… 92
- IX　光　Light ………… 99
- X　部屋と壁の清潔　Cleanliness of Rooms and Walls ………… 103
- XI　身体の清潔　Personal Cleanliness ………… 110
- XII　希望や助言を気楽に言う　Chattering Hopes and Advices ………… 114
- XIII　病人の観察　Observation of the Sick ………… 126

結論　Conclusion ………… 153

付録　Appendix ………… 165

看護覚え書き
本当の看護とそうでない看護

　まず次のことを一般原則として認めることからはじめようか——すべての病気はその経過のいずれかの時点においては概して回復作用であり，必ずしも苦しみを伴わない。それは，何週間，何カ月，時によっては何年も前に起きていながら気づかれないでいた病毒あるいは衰弱の作用を修復しようとする自然の努力であり，その病気の終結は，それまでの作用が進行していたその頃に，すでに決められている。

　私たちがこのことを一般原則として認めると，その反対を証明する逸話や事例がすぐさま持ち出されるだろう。もし私たちが一つの原則を示すとする——地球上のすべての地域は人の努力によって居住可能になるよう予定されている——すぐさま反論が呈されるだろう——モンブラン[†1]の頂上もいったい人が住めるようにできるのですか？　それには私たちはこう答えるだろう。私たちが地上を健康によい場所にしていくとして，モンブランの麓（ふもと）に着くのは何千年も先のことだろう。頂上についての議論は麓に着くまで待ってほしい。

　経験を積んだ観察者が個人の家庭および公共の病院で病気を注意深くみているときに強く感じるのは，その病気に避けられないよくあることと一般に考えられている症状あるいは苦しみは，その病気の症状などではなく，まったく

> 病気は回復作用

> 病気の苦しみは，病気がその原因とはかぎらない

---

†1　Mont Blanc　アルプス山脈の最高峰，標高約 4,810 m。

別の何かによるものである——新鮮な空気の，光の，暖かさの，静かさの，あるいは清潔さの不足，あるいは不規則な食事時間あるいは世話の不足，そのいずれか，あるいはそのすべての不足によるものである。そしてこれは病院看護と同じように家庭看護においてもそうである。

造物主によってはじめられた，私たちが病気と呼んでいるこの回復作用は，ここにあげた事柄のうちの一つあるいはそのすべてについて知識あるいは気配りがどこか不足することによって妨げられてきたのであり，そこで痛みや苦しみ，あるいは作用全体の中断が起きる。

もし患者が冷えている，熱がある，ぐったりしている，何か食べたあと具合が悪い，褥瘡（じょくそう）がある，とすれば，それは大体において病気のせいではなく，看護のせいである。

> 看護がなすべきこと

私は他によい言葉がないために看護という言葉を使う。看護はせいぜい，薬を与え，湿布をするくらいの意味にしか使われてこなかった。しかし，看護が意味すべきことは，新鮮な空気，光，暖かさ，清潔さ，静かさの適切な活用，食物の適切な選択と供給——そのすべてを患者の生命力を少しも犠牲にすることなく行うことである。

> 少しも理解されていない病人の看護

女性は誰でもよい看護師になるということが繰り返し言われ，書かれてきた。別な見地から，私は看護を構成するこの要素自体がまったく理解されていないと考える。

私は看護師に常にその責任があるとは言わない。衛生の悪さ，建築の悪さ，管理上の手はずの悪さが，看護することをしばしば不可能にする。しかし看護の技[†2]は，私が看

[†2] art　19世紀も終わり頃から使われ出した技術(technique)，および20世紀に入ってからの概念である科学技術(technology)とは区別される，創造性と想像性と有用性を合わせもつ術という意味でこの訳語を用いた。

護という言葉で理解していることを可能にするような手はずをこそ含んでいるべきである。

　現在行われている看護の技は，病気を神が意図されたこと，つまり回復作用にさせないようにわざと仕組まれているように思われる。

　最初の反論に戻ろう。このような病気も回復作用ですか？　あるいはこのような病気が苦しみを伴わないことがあり得ますか？　ケアによって例えばこんな患者がこんな苦しみをしないようにできるのですか？　と問われたとする。私は謙虚にわからないと答える。しかし，すべての痛みや苦しみが患者の病気の症状ではなく，造物主の意図された回復作用の成功に必要な上述の要素の一つあるいはすべてが欠けていたことによる症状であるとして，あなたがたがその痛みや苦しみのすべてを取り除いてはじめて，何がその病気の症状であり，何が病気から切り離すことのできない苦しみであるかが私たちにわかるだろう。

　すぐ返されるもう一つのよくある抗議はこうだ——それではあなたはコレラや熱病その他のときも何もしないのですか？　薬を与えることが何かをしていること，あるいはすべてをすることであり，空気，暖かさ，清潔さその他を与えることは何もしないことだ，という確信があまりにも深く根を下ろし，行きわたっている。この抗議に対する答えはこうである。これらの，そして同様の他の多くの病気においては，特定の治療法および手当の仕方の正確な価値はまったく確かめられていないが，病気の結果を決めるにあたって細心の看護が非常に重要であることを多くの人が経験している。

II．よい看護を構成する真の要素は，病人についてと同様

> 看護は回復作用を助けるべきである

> 健康人の看護

看護覚え書き　　3

に，健康人についても少しも理解されていない。健康についてのあるいは看護についての同じ法則，これらは現実に同じものなのだが，それは病人と等しく健康人にもあてはまる。その法則を破った場合，健康人に現れる結果のほうが病人ほど激しくないだけである――それも時としてそうなのであって，いつもではない。

　常にこうも反論される――「でも，私がどうしてこの医学的な知識を得ることができるのでしょうか？　私は医者ではありません。ここは医者にお任せしなければなりません」。

　おお，家庭の母親たちよ！　そう言うあなたがたは，この文明の地，英国で，乳児7人のうち1人は1歳にならないうちに死んでいくことをご存知か。そしてロンドンでは，5人のうち2人は5歳前に死亡し，英国の他の大都市ではそれが2人に1人にものぼるということを*1。「いとけない赤ん坊の生命の長さ」（分析化学者に転身したサターン（Saturn）という人が言うように）は，衛生状態の「最も敏感なバロメーターである」。このあまりにも幼い者たちのこのすべての苦しみと死は避けられないものであろうか。あるいは造物主は，母親たちには常に医師が付き添うよう意図されたのであろうか。それとも，子孫を守ることに役立つ法則を学ぶよりもピアノを習うほうがよいと言うのか。

　マコーレイ（Macaulay）†3 がどこかで言っている。私たちから遠く離れた天体の動きの法則は完全によく理解されているのに，一日中，そして毎日，私たちの観察下にある人の心の法則の理解が，2,000年前に比べて少しも進んでいないというのは尋常なことではない，と。

　しかし，それにもまして尋常でないのは，私たちが気取っているとでも言いたい教育のもとでは――天文学の原理

> 少しも理解されていない

は今ではすべての女子学生に教えられているのに，私たちの身体と神がその身体を置かれた世界との関係について神が定められた法則については，どの階級の家庭の母親にも，どの階級の女教師にも，あるいは育児婦や病院看護師にもまったく教えられていないことである。言い換えれば，神

非常に高い死亡率から導かれる奇妙な結論

*1　高い死亡率というこの事実についてきわめて驚くべき結論が下された。だいぶ前から以下のような声明があちこちの新聞に載っている。「ロンドンでは毎年25,000人以上の子どもたちが10歳以下で死んでいる。だから私たちは小児病院がほしい」。今年の春には1通の設立趣意書が出され，次いで，さまざまな手段が以下のような趣旨にそって講じられた──「女性に衛生知識が非常に不足している。だから私たちは女性のための病院がほしい」。さて，上述の事実は両方とも非常に悲しいことに本当である。しかしその結論たるやどうだろう。非常に多い子どもの死亡の原因は十分すぎるほどわかっている。それは主として，清潔，換気，水漆喰塗りの不足のためであり，一言で言えば，不完全な**家庭**衛生である。改善法もよくわかっている。そして，小児病院を建てることがその改善策の一つではないのは確かである。病院で大人のための病室が足りていないかもしれないのと同じように，子どもの病室も足りていないかもしれない。だから戸籍本庁長官は，（例えば）リバプールの子どもの死亡率が高いことの原因として小児病院の病室が十分でなかったことをあげようとはまず考えもしないだろうし，一つの改善策として子どもたちのために病院を建てるように私たちを促すこともしないだろう。

　話は戻るが，女性は，それも最も立派な女性たちでも，衛生知識を情けないほど持ち合わせていない。とは言っても，**家庭**衛生に関するかぎり，その適用については私たちは概して女性に頼らなければならない。しかし，この不足を改める方法として女性病院をつくることを引き合いに出すなど，いったい誰が考えるだろうか。

　病院は，**これまでの**状態からすれば，死亡率，それもとくに子どもの死亡率を減少させたのではなく，むしろ全体的に増加させなかっただけではないかという懸念を，私たちはそれなりの正当な理由に基づいてもっている。

†3　1800-1859。英国の歴史家，政治家。人間性についての深い洞察を踏まえた『英国史』全5巻（1848-1861）が名高い。

が私たちの心を容れられたこれらの身体を，その心の容れ物として健康あるいは不健康なものにする法則はまったく学習されていない。これらの法則——生命の法則——は少しも理解されていないばかりでなく，母親たちさえも，それらを学ぶこと——自分の子どもたちに健康な生活を与えるにはどうしたらよいかについて学ぶこと——は，自分にとって価値のないことだと考えている。彼らはこれを医者だけにふさわしい医学あるいは生理学の知識と呼んでいる。

　また別の反論がある。

　私たちはよくこう言われる。「しかし，子どもたちの健康を左右する環境は，私たちにはどうにもできないものです。私たちが風をどうできると言うのでしょうか。東風†4が吹いています。風が東から吹いているかどうか，ほとんどの人は朝起きる前にもうわかっています」。

　この反論に対しては，これまでの反論に対するよりもっと確信をもって答えることができる。風が東から吹いているのがわかるのは誰か。いつも東風にさらされているスコットランド高地の牧童ではもちろんない。それは，新鮮な空気や日光などにあたることが少なくて疲れきっている若い女性である。彼女を牧童と同じように衛生的な環境に置いてみなさい。そうすれば彼女も風が東から吹いてもそれに気づかないだろう。

---

†4　英国の東風は寒風。

I　換気と加温

　看護の第一の根本原則，看護師が注意を向けるべき最初で最後の事柄，患者にとって第一の不可欠の要素であって，それがなければあなたが患者のためにできる他のあらゆることの価値が無に等しくなるようなこと，それがあればそれ以外のすべてのことは放っておいてもよいとまで私がかつて言ったこと，それはこうである。**患者を寒さでぞくっとさせることなく，患者が呼吸する空気を屋外の空気と同じように清浄に保つこと**。しかし，これほどなおざりにされていることが他にあるだろうか。このことが少しでも考えられている場合でさえも，途方もない誤った考えが支配している。患者の部屋あるいは病棟[†1]の空気を入れ換えるときでさえ，その空気がどこから入ってくるかを考える人はほとんどいない。それは他の病室と空気が通い合っている廊下から来るかもしれないし，風が通ることのないホールの，ガスや料理の臭いやあらゆる種類のかびくささが立ちこめているところから来るかもしれない。あるいは，それは地下の調理場，洗い場，洗濯室，水洗便所とか，私自身，悲しい経験をしたことのあるように，汚物でいっぱいになっている蓋のない下水溝から上がってくる空気であるかもしれない。これによって患者の部屋や病棟の空気が入れ換えられていると言われている──それはむしろ空気を毒していると言うべきである。空気はいつも屋外から，そ

> 看護の第一の原則は，屋内の空気を屋外の空気と同じように清浄に保つこと

[†1]　ward　病院の，時に 30 床にも及ぶ大部屋。

れも，最も新鮮な空気の入る窓から取り入れなさい。建物に囲まれた中庭からは，とくに風がそこを通り抜けていないときは，ホールや廊下から入る空気と同じようなよどんだ空気が入ってくるだろう。

さらに，私が個人の家でも病院でもよくみてきたことがある。人が住んでいなかった部屋があり，暖炉はぴったりと板で閉ざされ，窓は開けられたことがなく，よろい戸もたぶん閉められたまま，そしてそこはおそらく物置がわりに使われていて，新鮮な風がそよぐことも一すじの陽の光が入ることもない。空気はよどんでかびくさく，この上もなく汚れている。そこは，天然痘，猩紅熱（しょうこうねつ），ジフテリア，その他ありとあらゆる病気を育てるのにおあつらえむきである*1。

ところが，その部屋に隣接している育児室，病棟あるいは病室は，その部屋に通じるドアを開けておくことによって，疑いなくそこと空気を入れ換え（?）られることになろう。あるいは，前もって準備をしていないその部屋に子どもたちを入れて寝かすこともあろう。

しばらく前のことだが，クイーン街にある店の裏手の厨房の下仕事場にある男が入ってきて，炉端に座っていた気の毒な肺結核の男の喉を切った。殺人者はこの行為を否認しなかったが，ただ，「これでよし」と言った。もちろん彼

使われていない部屋はなぜ閉めきられているのか

*1　使われていない部屋は，ほこりが入らないように，ドアも窓もよろい戸も煙突のふさぎ板もすべて閉めておく——できれば密閉しておく——のが安全だ，そしてその部屋に人を住まわせるときはその前に短時間だけ開け放せばなんの害も起こらないだろう，というのが一般的な考えである。人が住んでいない部屋についての質問を私はよく受ける——「その部屋の窓は，いつ開けるべきでしょうか？」その答えはこうである——「それらの窓は，いつ閉めるべきでしょうか？」。

は狂っていたのである。

　しかし，私たちの場合，どこが異常かと言うと，被害者が「これでよし」と言い，私たちが狂ってはいないことである。しかも私たちは，かびくさく空気が通わず光も入らない部屋のなかの殺人者たち，ドアのうしろの猩紅熱，あるいは病棟の混み合ったベッドの間に蔓延している熱病や病院壊疽，それらを「嗅ぎつけて」いながら，「これでよし」と言う。

　窓が適切に設けられてあり，暖炉に燃料が適度にくべられていれば，ベッドのなかにいる患者に新鮮な空気を確保することは比較的容易である。そのときは窓を開けるのをこわがらなくてよい。ベッドに入っていて風邪をひく人はいない。これはよく勘違いされるところである。適切な掛けものと必要に応じて湯たんぽを使えば，患者をベッドのなかでいつも暖かくさせると同時に，患者に新鮮な空気を与えることができる。

　しかし，うかつな看護師は，その身分や教育がどうであれ，患者がベッドのなかにいるのにあらゆる隙間をふさいで室内を温室のように暖かくしようとする――そして，患者が起き上がるときにはあまり保護しないでおく。人が風邪をひく（風邪には鼻風邪の他にもいろいろなひき方がある）のは，着替えという行為に加えて，それまで何時間あるいはおそらく何日間もベッドのなかにいて弛緩した皮膚が反応できなくなっている，この極度の消耗のあとで，はじめて起き上がるときである。その場合，ベッドのなかにいる患者にとって快い室温が，ベッドから起き上がったばかりの患者の具合を悪くすることがある。空気の清浄が不可欠の要素であると同時に，患者をぞくっとさせない温度

寒さでぞくっとさせない

を保たなければならないことも常識であろう。そうしなかった結果が，発熱反応で済めば何よりである。

屋内の空気を屋外の空気と同じように清浄にすることは，屋内を外と同じに寒くすることだと考えられがちだが，その必要はない。

そして午後になると，なんの世話もしなくても再び生命力が高まってきている患者は，朝には寒いと感じた部屋が今度は息苦しく蒸し暑いと感じることが多い。それでも看護師は，窓が一つでも開けられているとひどく心配するだろう[*2]。

窓を開ける

私の知っている聡明で思いやりのある病院住み込み外科医は，病棟の窓をいつも開けておくことを習慣にしている。他の内科医や外科医は回診しながら必ずそれらの窓を閉めていく。するとその病院住み込み外科医は当然ながら，そういう医師たちが立ち去るやいなや必ずまた窓を開けている。

しばらく前に出版された看護についての小さな本には，「配慮をすれば，病室の窓を1日に2回，2～3分ずつ開けて外の新鮮な空気を入れられないことはほとんどない」と書かれている。だが私はそうは考えない。1時間に2回で十分とも考えない。この記述は，この換気の問題がよく考えられていないことを示している。

[*2] 病室の窓は，もし動きまわることのできる患者であれば自分で容易に開けたり閉めたりできるようなものであることが望ましい。事実，そうでない場合は，病室はめったに換気されない。病人にとって健康的な環境とはどういうものかを認識している人はそれほどに少ない。病人はよくこう言う。「24時間のうち，私が22時間を過ごすこの部屋は，私が2時間しか過ごさないあちらの部屋よりも空気がさわやかです。なぜなら，ここの窓は私が自分で開閉できるからです」。そのとおりである。

患者を暖かく保つあらゆる方法のなかで，最悪のやり方は，なんと言っても，病人の呼気と身体からの熱に依存することである。私が知っている医務官で，自分の病棟の窓をいつもぴったり閉め，そうすることで汚染された室内の空気がもつありとあらゆる危険に病人をさらしていた人がいた。彼は新鮮な空気を入れると病棟内の気温が下がりすぎはしないかと心配していたのであった。これは有害な誤信である。

　病人に自分が吐いた熱く湿っぽい腐敗した空気をくり返し吸わせ，その犠牲によって病棟を暖かく保とうとすることは，回復を遅らせる，あるいは生命を消滅させる確実な方法である。

　どんな階級のどんな人たちの寝室でもよい，そして病人でもよい，健康人でもよい，1人，2人，あるいは20人もがそのなかにいるときに，夜間あるいは朝まだ窓を開ける前にあなたはその部屋に入って，その空気がこの上もなく息苦しく汚れていることに気づいたことがあるだろうか。いったいなぜそうなっているのだろうか，そして，そうであってはならないということがどれほど重要なことか。人の身体は健康なときでさえも，眠っている間は，起きている間よりも汚れた空気の影響でひどく害される。それならばあなたがたはなぜ，自分が眠る部屋の空気を夜の間もずっと屋外の空気と同じくらい清浄に保つことができないのか。しかしそのためには，あなたがたは自分自身が作り出す汚れた空気のための十分な出口と，外からの清浄な空気が入ってくるための十分な入口を用意していなければならない。開いた煙突，開いた窓，あるいは通風口がなければならない。ベッドのまわりにぴったり閉じるカーテンはい

> どのような暖かさが望ましいか

> どの寝室も空気が汚れている

I　換気と加温　　11

らない。窓のよろい戸やカーテン，あなた自身の健康を害したり，病気の回復の見込みをなくさせてしまうようなその他のどんな細工もいらない*3。

注意深い看護師は，自分の患者，とくに，衰弱し，病気が長びき，気力も喪失している患者については，目を離

保温に細心の注意をはらわなければならない場合

非常に重要な空気検査計

*3　アンガス・スミス博士（Dr. Angus Smith）の空気検査計は，それがもっと簡単に使えるものにすることができるならば，あらゆる寝室や病室で使うのに非常に貴重なものとなろう。看護師は患者を風呂に入れるときには温度計を使わなければならないように，看護師，母親，あるいは看護監督は，病棟，育児室，あるいは寝室で必ず空気検査計を使わなければならない。もし看護師の主要な仕事が室温を下げずにその部屋の空気を屋外の空気と同じように新鮮に保つことだとすれば，看護師には室温を示す温度計と共に空気中の有機物†2の量を示す空気検査計を常にもたせるべきである。しかし，空気検査計が使われるためには，それは温度計と同じくらいに簡単で小さなものであること，そして両方とも自動記録式であることが必要である。看護師や母親の感覚は汚れた空気にまったく鈍くなってしまうので，彼らは子どもたちや患者あるいは預かった人たちをどんな空気のなかで眠らせているかを少しも意識していない。しかし，もし自動記録式の空気検査計によって，夜間の空気がどうであったかが朝になって看護師や患者，そして回診に来る監督者に示されるとしたならば，このような罪を二度とくり返さないようにするために，これ以上の安全手段があるだろうか。

そして子どもたちがぎゅう詰めのあの公立小学校！　数多くの小児伝染病の発生源である学校で，空気検査計はどんなことを知らせてくれるだろうか。親たちはきっとこう言うようになり，それは正しいのである。「あの学校は空気検査計に『ひどく汚れている』と出ているので，あそこにはうちの子どもを入れないことにしましょう」。そしてかの名高い全寮制学校の寄宿舎！　猩紅熱はもはや感染のためとはされず，空気検査計に「汚れている」と出たことをもってその正しい原因とされるだろう。

「不思議な神の摂理」そして「伝染病と悪疫」は「神の御手のなか」にあるためという言葉を私たちはもう聞かなくなるはずである。私たちが知るかぎりにおいては，神はこれらのものを私たちの手中に委ねられているのだ。小さな空気検査計は，これらの「不思議な悪疫」の原因をあばき，かつ私たちがそれに対処することを求めるだろう。

ずに見守り，生命を維持するのに必要な熱を患者自身が失ってきたときには，その影響から彼を保護する。病気の状態によっては，健康時より体熱の発生がずっと低下する場合がある。そして生命力は，体熱を維持することに費やされて次第に減退し，ついには終息へという傾斜をたどる。こういうことが起こる場合は，最大の注意をはらって1時間ごと，いや，1分ごとにでも調べるべきである。足と脚は時々手で触ってみて，冷えていく傾向がみられたならばいつでも，体温が回復するまでは湯たんぽ，温めたレンガ，あるいは温めた綿毛布を使い，それに温かい飲み物を与えるべきである。必要に応じて火を十分にたいておく。病気の末期になると，このような簡単な用心がなされなかったために患者が命を失うことがたびたびある。看護師は患者の食べ物，薬，あるいは患者に与えるよう指示されている気付け薬の頓服で安心しているのであろうが，その間にも患者は，外側からの加温が少しばかり足りないために衰弱していく。このような例はよくあることで，真夏にさえも起こり得る。命にかかわるこの身体の冷えは，24時間のうちで気温が最も下がる早朝にかけて，前日の食物から得た力が消耗されてしまったときに最も起こりやすい。

　一般的に言って，弱っている患者は夕方よりも朝のほうを寒がると考えてよいだろう。朝は生命力がずっと低下している。彼らは，夜間は手足が燃えるように熱く熱があっても，朝にはほとんど必ず冷えて震えているだろう。とこ

---

†2　19世紀半ば，炭酸ガスは無毒だということがわかり，それ以外の，やはり呼吸に伴って放出される有毒有機ガスが人体に害を及ぼすと考えられた。しかし，その有機ガスの量は炭酸ガスの量で測定できるとされ，空気検査計は有機物を間接的に測定したのである。

ろが看護師は足温器†3を夜に温めて，忙しい朝には放っておくのが好きなようだ。私はこれを逆にしたい。

　これらのことはすべて良識と気配りを必要とする。しかし，すべての階級のなかで，看護ほど常識が見受けられないものはたぶん他にない*4。

> 冷気は換気にならないし，新鮮な空気がぞくっとさせるわけでもない

　よく教育された人たちの頭のなかにある，寒さと換気についてのこの途方もない混乱はこれである。部屋を冷やすことが必ずしも換気にはならない。また，部屋を換気するためにそこを冷やす必要もまったくない。それにもかかわらず，看護師は部屋がむっとしていると思うと，暖炉の火を消して，その結果，部屋をいっそうむっとさせるか，あるいは換気をよくしようとして，火の気のない，あるいは，窓が開いていない寒い部屋へのドアを開ける。患者にとっ

---

†3　熱い灰を入れる銅製のあんかや，石を温める式の足温器があった。

*4　在宅患者を世話するとき，そしてもちろん病院の患者の場合もだが，看護師は静かに立っているときに自分の顔のまわりを空気がそっと動いているのが感じられるようでなければ，そこの空気の新鮮さについて決して満足してはならないと私は思う。
　しかし，よく見かけることとして，窓が開いていると大騒ぎする看護師は，えてして風が吹き抜けるのを防ぐ努力をまったくしないものだが，じつはこの風の吹き抜けが身体には害となる。患者の部屋や病棟のドアは，人々が出入りしたり重い物を運び込んだり運び出したりするために，時として開け放しにしておかなければ**ならない**。この場合，注意深い看護師ならば，まずドアは閉めたままにしておいて開いている窓を閉め，そのあとでドアを開けて固定する。そうすることによって，汗をたくさんかいているかもしれない患者がベッドに起き上がっているときでも，開いたドアと窓の間を吹き抜ける風に直接さらされないように配慮するだろう。また，患者が清拭してもらっているときや他のことで皮膚を露出しているときに，開いた窓やドアからの風の通り道に患者が置かれるようなことがあってはならないのももちろんである。

て何よりも安全な環境は，寒さがよほど厳しいときでなければ，火がほどよく燃えていて窓が開いていることである（ところが，このことを看護師にどうしても理解させることができない）。小さな部屋を風を吹き抜けさせずに換気するときには，大きな部屋を換気するときよりもっと注意が必要なのはもちろんである。

　もう一つの途方もなく誤った考えは，夜気をこわがることである。夜，私たちは夜気以外にどんな空気を吸うことができるだろうか。屋外からの清浄な夜気と屋内からの汚れた夜気のどちらを選ぶかである。ほとんどの人は後者をとる。納得できない選択である。私たちが罹る病気の半数は，窓を閉めて眠る人たちに起きることが真実として証明されたならば，彼らはなんと言うだろうか。窓はほとんど一年中，夜の間開けておいても誰にとっても害にならない。これは，光が回復に不必要だという意味ではない。都会では，夜気は 24 時間の間で得られる最も清浄なよい空気であることが多い。都市部では，病人のためには窓を夜間閉めるよりも昼間閉めるほうが理にかなっていると私は思う。夜間は煙もなくて静かだから，患者の部屋に空気を入れるにはいちばんよいときである。肺結核と気候という問題についてわが国で最も権威ある医学者の一人は，ロンドンの空気は夜の 10 時以降がいちばんよいと私に話してくれた。

　そこで，部屋にはできればいつも外からの空気を入れなさい。窓は開けるためにあり，ドアは，閉めるためにある——これは非常に理解しにくいように思える一つの真実である。ある注意深い看護師が，自分の患者の部屋の換気をするのにドアを開けているのを私はみたことがあるが，そのドアの近くには，2 基のガス燈（1 基で約 11 人の男性が

夜気

外の空気を入れる。窓は開けるもの，ドアは閉めるもの

I　換気と加温　　15

消費する空気を使う），調理場，廊下があった。そこの空気は，ガスや塗料の臭いや悪臭に満ち汚れていて，入れ換えられたこともないし，置き場所の悪い流しから上がる下水の臭いも混じり，それがちょうどそこにある階段を伝い絶えず昇ってきて，患者の部屋に流れ込む。その部屋を換気するためには，部屋の窓さえ開けられていればそれでよかったのだ。どの部屋も屋外から空気を取り入れなければならない——どの通路もそうすべきである。ただし，病院には通路は少ないほうがよい。

煙

　もし私たちが屋内の空気を屋外と同じに清浄にしておこうとするならば，煙突が煙を出してはならないのは言うまでもない。煙が出ている煙突のほとんどすべては直すことができる——それは基部からであって，頭部からではない。だいたいの場合，火に空気を補給するための空気の入口を設けるだけでよく，この取り入れ口がないために，火が煙突から空気を取り，煙が出ることになる。他方，無頓着な看護師は，火力が衰えるまで放っておき，それから石炭を山のようにくべる。これは，骨惜しみしているためではなく（なぜならば，病人に不親切な人はまずいないのだから），自分がしていることについてよく考えないためであることを私たちは心から信じる。

病室のなかで湿ったものを乾かすことについて

　看護師の第一の目的は患者が吸う空気を屋外の空気と同じに清浄に保つことでなければならないという原則を定めるにあたっては，部屋のなかで悪臭を出し得るものは，患者は別として，そのすべてが患者が呼吸する空気に蒸気を発散している，ということを忘れてはならない。したがって部屋には，悪い空気や湿気を放出し得るものは，患者は別として，何も置いてはならない。部屋のなかで乾いてい

く湿ったタオルその他すべてのものから出た湿気は，もちろん患者が呼吸する空気に混じる。ところがこの「もちろん」のことが，あたかも時代遅れの作り話ででもあるかのように，少しも考慮されていないようだ。患者の部屋ではどんなものも乾かしてはならないこと，そして，患者の部屋の暖炉ではどんなものも煮炊きしてはならないことを認識して励行している看護師がなんと少ないことか。とは言え，その場の状況がこの決まりを守るのを不可能にしている場合も確かに多い。

　看護師が非常に気が利く人であると，患者が部屋から出なくてもベッドから離れていれば，彼のベッドを空気にさらすために，シーツをはねて上掛けを裾のほうに寄せるだろう。そして濡れたタオルやフランネルは乾かすためにタオル掛けに入念に広げるだろう。ところで，このようにしたベッドの上掛けにしてもタオルにしても，じつは乾かされてもいなければ空気にさらされてもいないのであって，それらは患者が呼吸する空気にその湿気を放出して乾かしていることになるのだ。そしてこの湿気や臭気が，患者が呼吸する空気のなかにあるときとベッドのなかにあるときとではどちらが患者に多く害を及ぼすか，それはあなたがたの判断に任せよう。私には判断できないのだから。

　人は健康なときでさえ，自分たちが暮らしている空間の空気をくり返し呼吸していて無事でいられるわけはない。なぜならば，そこの空気は，肺や皮膚から出る健康に害のある物質で満たされているからである。身体から出されるすべてのものが非常に有害で危険である病気の場合は，臭気を追い出すために十分に換気しなければならないだけでなく，患者が排泄するものすべては病人からの発散物より

排泄物の臭気

も有毒なので，すぐ持ち出されなければならない。

　排泄物からの臭気の有害な影響については，それがこれほどいつも無視されていなかったならば，ここで言及する必要はなかっただろう。家庭看護においては，便器をベッドのまわりの垂れ縁のなかに隠しさえすれば，安全のために必要な予防策を講じたと考えられているようだ。だが，ベッドの下の空気がどんなものか，そしてマットレスの裏が生暖かい蒸気でじっとりしていることをちょっとでも考えたならば，あなたははっとしてぎょっとするだろう。

　蓋のない室内用便器*5 の使用は，病人の間でも健康人の間でもいっさい廃止されるべきである。この絶対的決まりの必要性は，蓋のある便器を持ってきてその蓋の裏側を調べればたやすく確信できよう。便器が空でなければ，蓋の裏側にはいつでも有害な湿気が水滴となって付着しているのがわかるだろう。もし蓋がなければ，その湿気はどこへ行くだろうか？

　病人用の便器に適している材質は，陶器，あるいは木材であればよく磨いてワニスを塗ったものだけである。周囲を閉じたスツール式の，古くさい不快きわまりない便器のあの蓋こそは，まるで疾病を発生させるためにあるようなものだ。蓋には悪い物質が浸み込むので，それを取り除くためにはごしごし洗うより他ない。陶器の蓋のほうが常により清潔だから，私はこのほうを好む。しかし，今は新しい様式のものがいろいろある。

　汚水桶は，病室に決して持ち込まれてはならない。便器は，水洗便所に直接持っていって空にし，そこで洗ってから持ち帰る，というのが当然の原則であり，個人の家では他の場所よりもとくにこれが重要である。水洗便所には水

> 蓋のない室内用便器

> 汚水桶を使わない

洗いができるように水道栓をつけておくべきである。しかし，たとえ水道栓がなくても，便所に水を運んでそこで便

あなたの病室を下水道にしてはならない

*5　しかし，この必要欠くべからざる蓋があるとの安心から，室内用便器の内容物を溜まったままにして，24時間に一度，ベッドをつくるときにしか捨てないという不快きわまりないやり方をすることが，よもやあってはならない。こんなことはあり得ないと思えるかもしれないが，非常にすぐれた注意深い看護師たちでもこういう忌まわしいことをしているのを，私は現に知っている。ある患者が10日間もひどい下痢をしていたのに，そこの看護師（立派な看護師なのに）がそのことを知らなかったという例も，私は知っている。それは，その室内用便器（蓋つき）の内容物を捨てるのが，24時間にたった一度，毎朝ベッドをつくりに来るメイドであったためである。これではまるで，部屋の下に下水道をもっているようなもの，あるいは，水洗便所は一日に一度流せばよいと考えるようなものである。また，便器だけでなく，**蓋**もいつも十分洗い流すよう心がけなさい。

　看護師がこのようなことは「自分の仕事ではないから」と言って，患者のためにそれをしないとしたら，看護はその人の天職ではないと言わねばならない。週に2〜3ギニー[†4]の働きをする外科の「シスター」[†5]たちが，それほどの価値のある手で部屋あるいは宿舎の床洗いを膝をついてしているのをみたことがある。そうしないと自分たちの患者をそこに入れるわけにはいかないと彼らは考えたのだった。私は看護師に床洗いをしてほしいとはまったく思っていない。それは体力の浪費である。しかし私は言いたい。これらの人たちは天職としての看護師であり——患者のためをまず第一に考え，彼らの「立場」上すべきことの考慮は第二にしている人たち——そして自分の患者が苦しんでいるのに，これはメイドがすることだしあれは雑役婦がすることだと言って，手をつかねて待っている人たちは，看護師の**素質**をもっていない。

†4　guinea　シリング（shilling）と共に1971年以前の英国の通貨単位。1813年まではギニー金貨があった。弁護士や医師など専門職の仕事に対する謝礼や料金はもっぱらギニーで計算された。1ギニーは21シリング，1シリングは12ペンスで20分の1ポンド。19世紀後半の病院には年俸100ポンド程度の医師が少なくなかったと知ると，看護師の週2〜3ギニーはかなりの高給である。

†5　病棟を担当する師長。比較的高い社会階級の看護師が就いた。

器を洗わなければならない。個人の家の病室で，便器の内容物を足洗い用の金だらいにあけ，便器を洗い流しもせずにベッドの下に戻すところを私は実際みたことがある。そうするのと便器を病室の**なか**ですすぐのとでは，どちらを言語道断と言うべきか，私は知らない。非常によい病院では，汚水桶を病室に決して持ち込まないこと，そして便器はしかるべき場所にそのまま持っていき，そこで空にして水で洗うということが今では決まりとなっている。個人の家でもそうあってほしいと私は思う。

　空気を清浄にするために，燻蒸剤（くんじょう），「消毒剤」，その他類似のものに依存する人があってはならない。除去されるべきは不快な物質であって，その臭いではない。高名な医師がある日，講演でこう切り出した。「諸君，燻蒸剤とはこの上もなく重要なものであります。けだし，これらは不快きわまりない臭いを発しますので，否が応でも諸君に窓を開けさせるからであります」。私は発明されたすべての消毒剤がこのような「不快きわまりない臭い」を発して，新鮮な空気を入れさせるものであればよかったと思う。それはそれで有益な発明だろう。

燻蒸剤

II　家屋の健康

　家屋の健康を確保するにあたって，次の五つが重要である。

1. 清浄な空気
2. 清浄な水
3. よく流れる排水
4. 清潔
5. 光

家は，これらが揃っていなければ健康的ではあり得ない。そして家は，これらの不足の程度に比例して非健康的となろう。

　1. 清浄な空気を得るためには，あなたの家は外の空気がその隅々までやすやすと入るように建てられていなければならない。ところが，住宅の建築家はこのことをほとんど

---

*1　馬車，とくに箱型の馬車の衛生は，一般的にさほど重要性のあるものではないが，好奇心から言及しておく。衛生状態をみるときのバロメーターである子どもたちは，箱型馬車に乗ると必ず気分が悪くなる——そしてそうなるのは彼らにとって非常に幸運なことである。箱型馬車は，馬の毛を詰めたクッションや内張りに有機物がじっとり浸みていて，おまけに窓が閉められていれば，人間の容れ物としてはこの上なく不健康なものの一つである。この馬車で**よい空気を吸いに遠乗り**しようという考えはまことにばかげている。アンガス・スミス博士の証明によれば，時速30マイルで走る混み合った鉄道の車両は，下水の強烈な悪臭あるいはマンチェスターの最も不健康な街路の奥にある最も不健康な中庭の一つにある裏庭と同じくらいに不健全であるという。

家屋の健康*1。不可欠な五つの要点

清浄な空気

馬車の衛生

考慮しない。家を建てるときの彼らの目的は儲けを最大にすることであって，住人が受け取る医者からの請求書の額を少なくすることではない。しかしもし住人たち自身が，非健康的に建てられた家屋に居住することを拒否するほど賢明になれば，そして保険会社が，彼らの顧客が住む家屋を検査する衛生調査員の費用をはらってもよいと考えるほど自分たちの利益を十分に理解するようになったならば，聡明な建築家たちはたちどころに迷いから覚めるだろう。しかし実情はそうではなく，彼らは利益のいちばん多い建築をする。そして，彼らが建てた家に住むような愚かな人々はいつも大勢いる。そして実際によくあることだが，時が経つうちに家族が次々に死ぬようなことがあっても，そのような結果に対しては誰もがそれは神の摂理[*2]であると考え，その責任について人をとがめることなどしない。状況がよくわかっていない医者は，それを，「今流行っている伝染病」のせいだとすることによって，この間違った考えの立証に加担する。構造の悪い病院が病人に悪い影響を与えるのと同じように，構造の悪い家屋は健康な人に悪い影響を与える。家のなかの空気がよどんで動かないようにするだけで，病気は必ず発生する。

2. 衛生の改善に努力した人々のおかげで，清浄な水が以

清浄な水

[*2] 神はいくつかの自然界の法則を定めておられる。私たちの責任（あまりにも濫用されている言葉ではあるが）は，神がそのような法則を遂行されるかどうかに依存している。なぜならば——神がご自身の法則を遂行されることが確実でないとすれば——私たちは結果を予測できないような行動に対してどうして責任など負うことができようか。ところが私たちは神が奇蹟を行われることを，すなわち神が私たちを責任から解放してくださるためにわざとご自身の法則を破られることを常に期待しているかのようである。

前よりずっと広範囲に住宅に引かれている。つい2〜3年前までは，ロンドンの大部分の地域で，下水と水洗便所の排水によって汚染された水が毎日使われていた。これが改善されたのは大変よかった。しかし，わが国の多くの地域では，今でも非常に汚れた井戸水が家事に使われている。そしてひとたび伝染病が発生すると，このような水を使っている人たちは必ずと言ってよいほど罹患する。

3．ロンドンで，排水が本当によくできている家の数を調査してみたいものである。多くの人は，もちろん全部あるいはほとんどの家の排水はよいと言うだろう。しかし多くの人は，よい排水がどのように成り立つかを少しもわかっていない。道路に下水本管が通っていて，家からそこにつながるパイプがあればよい排水だと彼らは思っている。ところがその下水本管たるもの，じつは伝染病や不健康を蒸留して家のなかに絶えず送り込んでいる実験室以外の何ものでもないかもしれない。水洗便所や流し，格子蓋のついた下水溝からの排水管が臭気止め†1 なしに下水本管に直接通じているような家は決して衛生的ではあり得ない。臭気止めのない流しが，立派な邸宅の住人の間に熱病や膿血症を広めることはいつでも起こり得る。

よくある長方形の流しは醜悪なものである。いつも濡れたままになっているあの大きな石の表面は，絶えず空中に臭気を発散させている。家全体，病院全体に流しの臭いがしているところを私は知っている。ロンドンのある大邸宅に入ったとき，スクタリで私が経験したのと同じ強烈な下水の臭いの流れが，流しから発して裏階段を上がってくる

───

†1　U字管。U字型排水パイプを使った水洗便所は18世紀末に発明された。

排水

流し

Ⅱ　家屋の健康

のに出くわしたことがある。その邸宅の部屋のドアはすべて開けられて換気されていたが，通路は窓がすべて閉められて換気されていなかった。それは，下水の臭気をそっくりそのまま寝室に導き入れてそこにとどめておくためにそうしているようなものである。まったく驚くべきことである。

　住宅建築におけるもう一つの大きな悪弊は，家の下に排水管を通すことである。このような排水管は決して安全ではない。家の排水管はすべて，建物の外壁の外にあるべきである。これらの事柄の重要性は，理論としては多くの人々が容易に認めるだろう。しかし，自分たちの家族のなかに病気が発生したとき，それがこれらの原因によるものであることを聡明にも突き止めることのできる人がなんと少ないことか。猩紅熱，麻疹，あるいは天然痘が子どもたちの間に発生したときまず考えるのは，子どもたちがその病気をいったい「どこ」で「うつされてきたのか」であるというのが実情ではなかろうか。そして親たちはすぐさま，その子どもたちが行ってきたであろうすべての家を思い浮かべてみる。彼らは決してその病気の源が家庭だとは考えない。もし隣家の子どもが天然痘に罹ったとすると，まず頭に浮かぶのは，その子は種痘を受けていたのだろうかという疑問である。誰も種痘を軽視するわけではない。しかし，害悪の根源がじつは家庭にあるのに，種痘があるために人々が病気の源を外に探すように仕向けられていくとなると，種痘が社会にもたらす利益も疑わしくなってくる。

清潔

　4．あなたの家の内と外が清潔でなければ，換気はあまり役にたたない。ロンドンのごみごみした地域では，貧しい人たちは窓や戸を開けると嫌な臭いが入ってくると言って

開けることに反対であった。金持ちたちは厩舎（きゅうしゃ）と馬糞の山を自分の家のそばに置きたがる。しかし，この種のものが近くにたくさんある場合，家の窓は開けておくよりは閉めておいたほうが安全だということに彼らは気がつかないのだろうか。窓の下にこやしの山があっては家のなかの空気を清浄に保つことはできはしない。こういうことがロンドンにはいくらもある。それでも人々は，「外気を入れた」大きな育児室や寝室で育てられている彼らの子どもたちが子どもの流行病に罹ると言って驚いている。もし彼らが子どもの健康という問題について造物主の法則を勉強したならば，それほど驚くことはないだろう。

　ごみを積み上げておくこと以外にも，家のなかに不潔なものをもっている場合はいくらでもある。何年も経った古い壁紙の壁，汚れたカーペット，手入れをしていない家具などは，まるで地下室にこやしの山を置いているのと同じように，いつも空気を汚すものの発生源なのである。人々は教育においても生活習慣においても，家屋をいかにして健康的にするかを考えるような習慣があまりない。だからそのことについてまったく考えもせずに，どの病気も当たり前のことであり，病気が「神の御手により」もたらされるときは「諦める」べきものとして受け止めるか，あるいは，家族の健康を維持することを義務として考えることがたとえあっても，その義務を果たすにあたっては，ありとあらゆる「不注意と無知」に陥りがちである。

　5．暗い家は必ず不健康な家であり，必ず外気が入らない家であり，必ず不潔な家である。光の不足は子どもたちの成長を止め，るいれきやくる病その他を助長する。

　暗い家では人々は健康を損ない，病気になったときも，

採光

Ⅱ　家屋の健康

その家のなかでは再び健康になることはできない。このことについてはあとでまた述べよう。

家屋の健康を全般的に管理するにあたって見受けられる数多くの「不注意と無知」から，三つを例としてあげておこう。

> 家屋の健康の管理によくある三つの誤り

1. 建物に責任をもつ女性管理者が，建物をくまなく毎日見まわることが必要だと思っていないこと。家に責任をもつ彼女がそれを健康的に維持することに留意しないで，彼女のもとで働く人たちが自分よりも注意深くあることをどうして期待できようか。2. 部屋はそこに人が住んでいないときでも，外気を入れ，日光を入れ，掃除をすることが重要であると考えられていないこと。これは，衛生についての第一の基本的な考えをまったく無視し，あらゆる病気が発生しやすいような地盤をつくっていることになる。3. 部屋に外気を入れるためには，窓があれば，それも一つあれば十分だと考えられていること。暖炉のない部屋がいつもむっとしていることにあなたは気づいたことがないだろうか。そして，暖炉があれば，あなたはそこを煙突板でふさぐだけではなく，たぶん茶色の包装紙を大きくまるめて煙突の立ち上がり口に詰め込むだろう——煤が落ちてこないようにだって？　煙突が汚れているのなら掃除をしなさい。しかし，部屋に開口部が一つしかないのに外気を入れられると思ってはならない。また，部屋を閉め切っておくことが部屋を清潔に保つ方法だと思ってはならない。それはかえってその部屋とそのなかにあるすべてのものを不潔にする最上の方法である。管理者であるあなたは，これらすべてのことに自分が注意しなくても，自分の下で働いている人たちが自分よりももっとよく気をつけてくれるだろうな

どと考えてはならない。この頃の女主人の役目はもっぱら自分の使用人について不満を言い，彼らの弁解を聞き入れること——不満も弁解も必要ないようにするにはどうすればよいかを教えることではないかのようである。

　しかしまた，これらすべてのことにあなた自身が注意を向けるということは，それらをあなた自身がするという意味ではない。「私はいつも窓を開けます」と責任者はよく言う。確かに，あなたがそれをするのなら誰も何もしないよりはずっとよい。しかし，それがあなた自身によってなされないときでも誰かによってなされるということを，あなたは請け合えないのではなかろうか。あなたがその場を離れたときにもそれがなされないことがないということをあなたは請け合えるか。これが「責任をもつ」が意味するところである。そしてそれはまた非常に重要な意味である。前者の場合は，あなた自身の手によってできることだけがなされていることを意味するにすぎない。後者の場合は，なされるべきことが常になされていることを意味する。

　ところで，あなたはこれらの事柄を取るに足らないこと，あるいは少なくとも誇張された話だと考えている。しかしあなたがどう「考え」ようと，私がどう「考え」ようと，それは大して問題ではない。神がそれらについてどう考えておられるか，それを考えよう。神は，常に神の方法を正しいとされる。私たちはあれこれ考えているが，神はちゃんと教えてくださっているのだ。立派な家のなかにも，最も劣悪な病院のなかと同じようなひどい病院膿血症の患者たちがいるのを私は知っているが，それは病院と同じ原因，すなわち汚れた空気によるものであった。しかし，誰もそのことから教訓を得ていなかった。誰もこのことから**何一**

> 責任者は自分で家屋を衛生にするのではなく，その配慮をしなければならない

> 神はこれらのことをそれほど深刻に考えておられるか

Ⅱ　家屋の健康

つ学びとっていなかった。彼らは相変わらずこう**考えていた**。すなわち，その患者は親指を引っかいて傷つけたのだとか，あるいは，「使用人全員」が「膿疱(ひょうそ)」になったのは不思議だとか，あるいは，「今年はとくに多い，この家にはいつも病気がある」というふうにである。これが彼らの好む考え方である——この「膿疱」が多発していることに共通している原因が何であるかを**調べないで**，あらゆる問いを握りつぶしてしまう。「病気」が「いつもそこに」あるとはどういう意味なのか，それが「そこ」にあること自体が正当な理由だと言うのか。

　あの大きな個人の家にこの病院膿血症があった原因がなんであったかを話そう。それは，設置場所のよくない流しから上がってくる下水の空気が，せっせと開けられたすべてのドアとすべての窓が閉められた廊下を通ってすべての部屋に確実に導かれていたためであった。また，汚水が足洗い用のたらいのなかに捨てられていたためでもあった。またそれは，道具類がきれいに洗い流されたことがなかったためであった。寝室の陶器の便器が汚れた水で洗われていたためであった。ベッドはほこりをはらい，風にあて，ばらばらにする，あるいはリネン交換などがきちんとされたことがなかったためであった。カーペットやカーテンがいつもかびくさかったためであった。家具がいつもほこりだらけであったためであった。紙を張った壁に汚れが浸み込んでいたためであった。床の汚れを落としたことがなかったためであった。使われていない部屋は日光が入れられたこともなければ清掃もされず，あるいは外気が入れられたこともなかったためであった。食器棚がいつも汚れた空気の溜まり場になっていたためであった。窓が夜間はいつ

> 神はどのように神の法則を行われるのか

もぴったり閉められていたためであった。日中でさえも，どの窓も計画的に開けられることがなかった，あるいはしかるべき窓が開けられていなかったためであった。息苦しくなった人は自分で窓を開けるかもしれない。しかし使用人たちは，部屋の窓を開けてドアを閉めるようには教えられていなかった。あるいは彼らは，風通しのよい中庭に面した窓ではなく，高い壁に挟まれたじめじめした窪地に面した窓を開けた。あるいはまた，彼らは部屋に外気を入れるつもりで，風通しの悪いホールや廊下に面したドアを開けた。これらはすべて想像ではなく，事実である。

あれほどの立派な構えの家に，ひと夏に病院膿血症の患者が3人，静脈炎の患者が1人，肺結核による咳の患者が2人いたのを私は知っている。すべては汚れた空気の**直接の**産物であった。ほどよい気候の土地なのに，ある家が冬より夏のほうが不健康であるという場合，それはどこかがよくないという一つの徴候である。それでも誰もこの教訓を学ばない。そう，神は常に神の方法が正しいことを示されている。神は教えてくださっておられるのに，あなたがたは学んでいない。このあわれな人は指を失い，あのあわれな人は生命を失う。それも皆，最も容易に防ぎ得る原因によってである*3。

神はどのように神の法則を教えておられるか

今の世代の祖母や曾祖母の代の家々，少なくとも田舎の家々は，正面のドアも裏のドアも夏冬を通して開け放しに

世代と共に低下する体力，そしてその原因

---

*3 使用人の寝室について一言言っておかなければならない。これらの部屋は，その建て方からも，しかしそれ以上にその維持の仕方と，それらの部屋に対して理にかなった点検がまったく行われていないことから，ほとんど例外なく汚れた空気の巣窟となっている。「使用人の健康」は，田舎においてさえも，「なぜかわからないが」（?）悪くなっている。使用人を住まわせる↗

使用人の部屋

Ⅱ　家屋の健康　　29

されていて，家中をいつも風が通り抜けていた——家はごしごし洗いされ，掃除され，磨かれ，洗い流されていて，祖母たちは，そして曾祖母となればいっそうのこと，いつも戸外に出ていて，ボンネットは教会に行くとき以外はかぶったことがないという暮らしぶりで，これらのことは肉体的強健の砦（とりで）のような曾祖母がいたという事実を説明しており，祖母は強健さはやや劣ってきたものの至極元気で骨の髄まで健康だったが，母親にいたると活気をなくし，馬車や家に閉じこもるようになり，最後に娘にいたっては病身でベッドに伏せているような状況をよく見かける。死亡率は全体的に低下しているのに，ある家系が，あるいはしばしばある家族がこのように退化しているのをあなたがたはよく見かけることを思い出してほしい。洗いざらしの弱ったぼろ布のようになった高貴な家柄の気の毒な子孫たちが，彼らの無益で退歩した一生を通して精神的にも身体的にも病み，そしてこれから結婚してこのような輩（やから）をもっとこの世に送り出そうとしている人たちが，自分たちはどこに住むべきか，あるいはどのように住むべきかについて，彼ら自身の便利さしか考えない，そういう人たちにあなたがたは出会うだろう。

　＼部屋と言っても，それが地下や屋上にあることの多いロンドンの邸宅の場合だけが問題なのではない。田舎にある「マンション」，それも（広告にある流行りのマンションではない）本当の「大邸宅」であったが，そこで同じ部屋に寝ていた3人のメイドが猩紅熱に罹ったのを私は知っている。そして，「あっと言う間に皆にうつってしまうんです」とは当然の言い草であった。だがその部屋を一目みれば，そこの臭いをちょっと嗅げば，それで十分だった。それはもはや，「なぜかわからない」ことはなかった。部屋は小さくはないし，階上にあり，大きな窓も二つあった——しかし，先に列挙したありとあらゆる無頓着がそこにあったのである。

病人がいる家の健康に関して言えば，病室がその家の他の部分の換気孔にされていることがよくある。なぜならば，家全体はいつものことながらむっとしたままで外気も入れず不潔な状態なのに，病室の窓は常に少しばかり開けてあってドアも時々開けられるからである。さて，病人を一人かかえている家は，その病人に気遣って，いくらかの犠牲をはらっている。ノッカーは使えないように上にあげて止めておき，家の前の道路には麦わらを敷く。それならば，病人のためを考えて，家を隅々まで清潔にし，とくに外気を入れておくことがどうしてできないことがあろうか。

　私たちは，ふつうの言葉で「感染」と呼ばれているところのものを忘れてはならない*4。人々はだいたいにおいてこのことをひどく恐れるあまり，感染という点からすれば本来してはならないまさにそのことを行っている。天然痘ほど伝染しやすい，あるいは接触伝染しやすい病気はないと考えられてきた。そして人々はつい最近まで，患者を厚い

> 病室を家全体の換気孔にしてはならない

> 感染

---

*4　病気を猫や犬のように存在しているに違いない別々の実体であるとする今の私たちの考え方では，間違いを続けながら生きることにならないか。本当は，病気は状態として，例えば汚れた状態とか清潔な状態というように，私たち自身の管理の十分に及ぶところのものとして考えるべきではないか。あるいはむしろ，病気とは，私たちが自分たちの身を置いている状態に対しての，親切な自然の反応として考えるべきではないか。

　私は，科学的な男たちと無知な女たちの両方によって，次のようにはっきり思い込むように育てられた。例えば，天然痘とは，世界にそもそも最初の1個の標本があって，それが絶えることのない世代の連鎖のなかで繁殖を続けてきたのであり，それはちょうど最初に1匹の犬（あるいは最初のひとつがいの犬）がいたのと同じであり，天然痘がひとりでに発生するなどということは，そこに親犬がいないのに新しい犬が発生するということがないのと同じに起こり得ないことである，と。

　しかし私はそれ以後，閉めきった部屋や混みすぎた病棟など↗

> もろもろの病気は，猫とか犬のような種別に分けられた別々の存在ではなく，一つの状態から順次生まれ育つものである

Ⅱ　家屋の健康

寝具でくるみ，一方では暖炉には火をさかんに燃やし，窓は閉めきっているのが常であった。天然痘はこの**養生法**のもとでは当然ながら非常に「伝染しやすい」。今では人々はこの病気の管理に関して少しは賢くなっている。彼らは患者にもっと軽いものを掛けて窓は開けておくことに踏み切ったし，天然痘の「伝染」についても以前ほど耳に入ることはなくなった。しかし今日の人々は，熱病における「感染」の問題――猩紅熱，麻疹，その他――について，彼らの祖先が天然痘に対して行動したよりもっと賢明に行動しているであろうか。「感染」についての一般の考えには，人々は患者よりも自分自身のほうをより大事にすべきだということが含まれているのではなかろうか。例えば，患者の傍にあまり長くいないほうが安全だ，そして患者の求めにもあまり応じないほうが安全だという考えである。「感染」症に付き添うという義務に対する考え方の徹底したばかさ加減を示す，おそらくその最たる例は，こうである。今でこそこうではないにしても，ヨーロッパのいくつかの隔離病院

　　で，天然痘が最初の標本として発生するのを自分の目でみ，自分の鼻で嗅いできた。そこは，天然痘が「うつされる」可能性のあり得ないところ，それが発生したにちがいないところであった。

　いや，それだけではない。私は，病気が発生し，育ち，次々と別の病気に変化するのもみてきた。ところが，犬が猫に変化することはない。

　例えば，少し混んでいるところでは継続する発熱，もう少し混んでいるところでは腸チフス，さらにもう少し混んでいるところでは発疹チフスが，しかもそれらがすべて同じ病棟あるいは同じ仮兵舎のなかで発生するのを私はみてきた。

　病気はこのように考えたほうが，ずっとよく，ずっと真実に近く，より実際的ではなかろうか。

　なぜならば，あらゆる経験が示しているように，病気は形容詞であって名詞ではないからである。

で最近まで実際にあったことだが，ペスト患者は不潔と混雑と換気不足という悲惨な状況に置かれ，医師には，患者の舌をなんとオペラグラスでのぞいて検査するよう，そして患者には自分で膿瘍を破かせるために，こともあろうにランセットを投げて渡すよう指示されていたのであった。

　真の看護は，感染はそれを予防すること以外は顧みない。真の看護師が問いかけ，あるいは必要としている唯一の防御策は，清潔さ，開け放たれた窓からの新鮮な空気，そして患者への絶え間ない気遣いである。

　賢明で思いやりのある患者管理こそが，感染に対する最善の防止策である。

　広く受け入れられている考えであっても，折にふれ二～三の疑問を呈しておくのが有益なことも少なくはない。例えば，子どもたちは「子どもの流行病」「今流行っている接触伝染病」などと一般に言われているものに罹らなければならない，言い換えれば，生まれた子にはいずれ歯が生えるのと同様に，もし生きていれば麻疹，百日咳，それに猩紅熱にさえいつかは罹らなければならない，と一般に考えられている。

　ところで，子どもはなぜ麻疹に罹らなければならないのか，その理由をぜひ教えてほしい。

　あなたはこう言う。なぜってそれはうつらないようにはできないからです――よその子どもたちも麻疹に罹っています――この子も麻疹をしなければなりません――これは済ませておいたほうが安全ですから。

　しかし，そもそもよその子どもたちはなぜ麻疹に罹らなければならないのか。そして彼らが麻疹に罹ると，なぜあなたの子どもも麻疹に罹らなければならないのか。

子どもたちはなぜ麻疹などに罹らなければならないのか

Ⅱ　家屋の健康

あなたの子どもが子どもの伝染病に罹らなければならないというのは，広く受け入れられている一つの考え以外の何ものでもないのに，それをあなたが盲目的に信じ込んでいるのと同じように，清潔，通風，水漆喰塗り，その他の手段を取るべきだと教える家屋の健康を保つ法則，ちなみにそれらはれっきとした**法則である**のだが，これらの法則が正しいことをもしあなたが盲目的に信じ，それに従ったならば，あなたの子どもが結局は首尾よく難を逃れることも十分あり得るだろうとあなたは考えないのだろうか。

III ちょっとした管理

　これらの覚え書きに詳しく述べられているようなよい看護を行っても，その結果のすべてが，一つの欠陥，すなわちちょっとした管理が行われていないことによって台無しになったり，まったく無効になったりするかもしれない。換言すれば，あなたがその場にいるときにあなたがすることが，あなたがその場にいないときにもなされるようにするためにはどのように管理すべきかがわからない，という欠陥である。非常に忠実な友人あるいは看護師がいつも**そこ**にいるというわけにはいかない。また，そういう人がいつもいるべきだとすることも好ましいことではない。そしてその人が自分の健康もその他の任務もすべてなげうったとしても，ちょっとした管理ができていないことで，その人の半分も忠実ではなくても自分を何人にも増やす術を知っている別の看護師と比べればその半分も能率があがらないかもしれない——つまり，忠実な最初の看護師の患者は二番目の看護師の患者ほどには十分に世話をしてもらえないだろう。

　病人を受け持っている人に，どのように**管理する**かを書物で教えることは，どのように看護するかを書物で教えるのと同じように不可能である。状況はそれぞれの場合によって異ならざるを得ない。しかし，自分で考えるよう強く求めること，それは**可能である**。さて，私がいない間に何が起こるか。私は火曜日はどうしても出かけねばならない。

ちょっとした管理

しかし私の患者にとって新鮮な空気，あるいは決められた時間を守ることは，月曜日に重要であったと同じように火曜日にも重要である。あるいは別の場合，私は午後10時になると患者に付き添うことができないけれども，その患者にとって安静が10時5分前に重要であったのなら，10時にもやはりそれは重要なことである。

奇妙に思えるだろうが，このように明白なことを考えられる人は比較的少ないし，あるいはたとえ考えがそこに及んでも，それはせいぜい，あの忠実な友人あるいは看護師が，数時間あるいは数分間か自分の患者の傍を離れて来てくれるようにするだけであって，患者にたとえ1分でも1時間でも看護の非常に重要な部分が欠けることのないように手配することではないのだ。

教訓としてではなく，実例としていくつかの場合をあげれば十分だろう。

不案内な洗濯女が夜遅くなって「汚れもの」を洗いに来て，間違って患者の病室に突然入り込んでしまい，ちょうどうとうとしかけていた患者を驚かせる。患者自身はその理由がわかれば笑って済ませ，人にそれを告げることもしないだろうが，このことが与える影響は取り返しのつかないものである。このとき，看護師はちょうど夕食中であって，それはそれでいいのだが，洗濯女が迷って違う部屋に入り込むことのないようにしておかなかったのである。

患者のいる部屋は窓をいつも開けているだろう。しかし，その部屋の外の廊下には大きな窓がいくつかあるのに，その一つとして今まで一度も開けられたことがないかもしれない。それは，病室の責任には外廊下の責任も含まれるということが理解されていないためである。その結果，よく

ちょっとした管理が不足している実例
不案内者が病室に入ってくる
病室を家全体の換気孔にしている

あることだが，看護師は病室を家全体の汚れた空気の換気孔にすることに精を出すということになる。

　使われていない部屋，ペンキを塗ったばかりの部屋*1，きれいに手入れされていない戸棚や食器棚は，ともすると家全体の汚れた空気の溜まり場になりやすい。なぜならばそれは，管理者がこれらの場所に常に外気を入れ，常に清潔であるよう手はずすることを少しも考えないからだ。管理者は「自分がそこに入ったときに」自分で窓を開けるだけなのだ。

> 使われていない部屋が家全体の空気を汚す

　心をかき乱す手紙や伝言が届けられ，重要な手紙や伝言が**届けられない**ことがある。患者にとって会うことが重要な人が面会を断られ，**会わない**でいることのほうがもっと重要だという人が面会を許されることがある——これは責任者が「自分がそこにいないときに何がなされるか」という疑問をもったことがないためである*2。

> 手紙や伝言を届けることと届けないこと

　とにかく，間違いなく言えることは，一人の看護師が患者に付き添い，ドアを開け，自分も食事を摂り，伝言を受けることまですべて同時にはやりおおせないということである。にもかかわらず，責任者がこれは不可能だときちんと受け止めているとは決して思えない。

　そのうえ，この不可能なことを**無理してでもしよう**という行為が何よりも，気の毒な患者のあせりと不安を高める

---

*1　あのすぐれた建築紙 "Builder" に，家のなかにペンキの臭いが1カ月も漂っているのは換気が不十分な証拠だと書いてあった。まったくそのとおりである。そして窓がたくさんあるのに，ペンキの臭いを追い出すためにそれらの窓が開けられたことがまったくないというのは，換気の手段を活用するという管理が欠けていたことの証拠である。そうなるともちろん臭いは何カ月も残るだろう。臭いが消えるはずがないではないか。

> ペンキの臭いが抜けないのは，注意がはらわれていないため

Ⅲ　ちょっとした管理

のだ。

あなたが覚えていなくても，患者はあれもこれも忘れていないことを誰も考えない。患者は，面会人や手紙が来るかどうかを考えなければならないだけでなく，それが来るかもしれないちょうどその日その時刻にあなたが取り継いでくれるかどうかも考えなければならない。だから，あなた自身が「取り継ぐ」という**中途半端な**やり方は，患者に余計な心配をさせるだけである。ところが，あなたがそこにいてもいなくてもそれが必ずなされるようにあなたが手配できれば，患者はそのことをまったく考えなくてよい。

これらの理由から，責任者が管理の精神をもっていないかぎり，患者は自分で**できる**ことは自分でしたほうが心配が少なくてよい。

患者にとっては，ある手紙の返事のことが念頭を去るまで，すなわち，その返事を書いてくれることになっている人が実際に書いてくれるまでに，その人と4回話し合い，5

> あなた自身が「いつも取り継ぐ」というような中途半端なやり方は，患者の不安を軽くするどころかかえって大きくする。なぜならばこれはしょせん中途半端でしかないはずだからだ

> いったいなぜ患者を驚かせるのか

*2　泥棒が入ったというならいざ知らず，いったいなぜあなたは患者を驚かせるのか。私にはわからない。英国では，泥棒でもなければ，煙突や窓からは入ってこない。人々はドアから入ってくるのであって，誰かが彼らのためにドアを開けなければならない。ドアを開けることを受け持つこの「誰か」は，2人か3人か，あるいは多くても4人いるうちの1人である。多くても4人しかいないこれらの人々に，ドアのベルが鳴ったときにどうすべきかの責任をもたせることがなぜできないのだろうか。
　哨所に立つ歩哨は，個人の家や施設の使用人ではとても不可能なほど頻繁に交替する。しかしもし，これこれの哨所から敵が侵入したのはBではなくAが当番であったためだ，というような言い訳を聞いたら私たちはどう思うだろうか。ところが私は，個人の家や施設ではこのような言い訳がなされて受け入れられているのをよく耳にしてきた。すなわち，BではなくAがドアを開けたために，これこれの人がなかに「**通され**」，あるいは「**通され**」**なかった**とか，これこれの小荷物が間違って届けられ，あるいは行方不明になった，という弁解である。

日間待ち，6回も心配するよりは，すぐに自分で返事を書くほうが苦労は明らかにずっと少ない。

　患者にとってはどんな苦労にもまして，不安をもつ，あてにならない，待つ，期待する，不意を突かれるおそれがあることが害となる。患者は敵と四六時中顔を突き合わせており，内面ではその敵と格闘し，その敵と想像上の長い会話をしていることを忘れないでほしい。ところがあなたは何か他のことを考えている。「患者からその敵を早急に追い出す」のが病人についての第一の決まりである[*3]。

　同じ理由から，あなたが外出するときは，それが1日であろうと1時間あるいは10分であろうと，あなたがいつ出かけていつ帰るかを患者にいつも知らせなさい，前もって知らせておきなさい。たぶんあなたは，患者があなたが出かけることを全然知らなければそのほうがよい，あなた自身を患者にとって「あまりにも重要な」人にしないほうが彼のためだ，という気持なのだろう。あるいはまた，あなたは患者に一時の別れの苦痛あるいは不安を与えるのがしのびない。

　そのようなことはまったくない。あなたは**出かけなければならない**，と仮定しよう。健康あるいは職務がそれを必要としている。それならば患者に隠し立てせずにそう言いなさい。もしあなたが患者の知らないうちに外出して，彼

[*3] 身体の手術の場合，他の条件が同じであるとすれば，その危険度は手術に要した時間に正比例することが多い。そして執刀者の成功度は，他の条件が同じであるとすれば，彼の迅速さに正比例するだろう。さて，心の手術の場合も，まったく同じ法則が病人にあてはまることが多い。彼らがこのような手術にどこまで耐えられるかの能力は，他の条件が同じであるとすれば，それらの手術がどの程度迅速に，しかし**慌てずに**なし遂げられるかに直接かかっている。

がそれに気づいたならば，彼はあなたに頼っている物事があなたの留守中に行われるのかどうか安心できなくなるだろう。そして彼はたぶん十中九まで正しい。もしあなたがいつ戻るかを患者に知らせずに出かけるとすると，彼はあなたにも関係ある，あるいはあなたが彼のためにしている物事に関して，どんな処置を講じることも用心をすることもできない。

発生する事故の大半の原因は何か

　裁判や事故，そしてとくに自殺についての報告，あるいは死亡例の医療記録を調べてみると，それは，「彼」あるいはもっと多くの場合「彼女」が「そこにいなかった」ために起きた何事かの結果である場合がいかに多いか，それは信じられないほどである。しかし，それよりさらに信じられないのは，そのことが十分な理由，正当な弁明として認められる場合が多い，ほとんどいつもそうだということである。ところが，そのことが起きたという事実自体，それが正当な弁明理由ではないことの証明なのである。責任者が**そこに**いなかったのは至極当然であった。彼は十分な理由があってよそに呼ばれて行ったか，あるいは毎日くり返して起きる止むを得ない理由でその場にいなかったのである。ところが，彼の不在を補う対策がなされていなかった。過失の責任は，彼が「そこにいなかったこと」にあったのではなく，彼が「そこにいなかったこと」を補うための管理がまったくなかったことにある。太陽が皆既食のとき，あるいは太陽の夜ごとの不在の間，私たちはろうそくを灯す。しかし，病人あるいは子どもたちを担当している人が時折姿を消したり，あるいは定期的に不在になる場合には，それを補わなければならない，という考えが私たちには浮かばなかったように思われる。

多くの生命が失われる施設においては，管理がこのように欠如していればその影響が大きく歴然と出るだろうから，個人の家におけるよりはこのような問題が少ない*4。

　しかしいずれにおいても，責任を引き受けた者は誰でも，（この当然なことを私自身がいつもするにはどうしたらよいのか，**ではなく**）この当然なことがいつもなされているようにするために私はどのような手段を講じたらよいか，という単純な疑問をいつも頭に入れておくがよい。

　そして，不在であったために何か不都合が起きたとき，そしてその不在がきわめて当然のものであったと仮定し

---

*4　これは本当である。証拠に，非常に地位の高い2人の女性が，外科手術のあとでまったく同じ経過から死亡したことに私は言及できよう。そしてこの両方の場合とも，それがロンドンの病院であったならば死にはいたらなかったであろうことを，私は最高の権威者から聞いた。

　しかし，病院におけるちょっとした管理の技に関するかぎり，私の知るすべての軍隊病院は除外されねばならない。私自身の経験に基づいて私は厳粛にこう言明する。振顫譫妄患者の自殺，失血死，瀕死の患者が酔っぱらった医務班の兵士たちにベッドから引きずり落とされるなどの命にかかわる事故，そしてそれほど明白で衝撃的ではないこの他の多くのことを私はみてきたし知ってもいるが，これらは女性によって看護がなされているロンドンの民間病院では起こり得なかったことである。これらの事故のすべての責任を医官たちに負わせるべきではない。（例えば）1人の振顫譫妄患者を1人の医官が昼も夜もずっと見張ることがどうしてできようか。責任はそこに付き添い制度が編成されていなかったことにある。もし信頼できる**男性**が1人，事務員としてではなく看護主任として（最も優秀な病院軍曹の看護主任あるいは病棟長は，適切な規則がないために現在置くことができない），各病棟あるいは数病棟まとめて責任をもっていれば，その事故はおそらく起きなかっただろう。しかし，もし信頼できる**女性**が1人，その病棟あるいは数病棟まとめて責任をもっていたならば，その事故は決して起きなかっただろう。要するに，信頼できる1人の女性が本当に責任をもっているところではそれは起きないのである。私のこういう意見は，↗

ちょっとした管理は個人の家におけるよりも施設においてよく理解されている

例外となる施設はどれか

て，自分に問うべきことはやはり，(このような不在を今後しないようにするために私はどんな手段を講じたらよいのか，**ではない**。それは可能でもなければ，好ましくもない)

↘野戦病院における非常緊急事態という特別な場合についてだけ言及しているのでは決してなく，平和なときの本国における軍隊病院の平常の運営にも，あるいは，わが国の軍隊が平和なときの本国におけるよりも実際もっと健全で，そのために病院に対する圧力もずっと少なかった戦時についても等しく言及しているのである。

連隊病院における看護

連隊病院では患者は「互いに看護する」のが当然だ，とよく言われる。なぜならば病人は全体で例えば30人しかいないし，そのうち症状が重いのはおそらく1人ぐらいであり，あとの29人はあまり大した問題もなく，何もすることがないのだから，彼らにその重い病人1人を看護させるべきだ，それに兵士たちは指示に従うように訓練されているから，彼らは最も従順な，したがって，最もよい看護者になるだろう，かてて加えて彼らは戦友に対して常に親切である，というわけである。

ところで，そういうことを言う人たちに考えさせたいのだが，指示に従うためには**どのように**従うかを知っていなければならず，これらの兵士たちは看護においてどのように従うべきかを確かに知らないのだ。私はこれらの「親切な」男たち(彼らがどんなに親切であるかは誰よりも私がよく知っている)が戦友を運んでいるのに会ったことがあるが，その途中でその兵士が死んだことが少なくとも一度あった。また，戦友たちの「親切な行為」が多量のアルコールを持ち込ませ，それがこっそり飲まれるのも私はみたことがある。だからと言って，看護師を連隊病院に入れるべきだとか入れたらよいと考える者があってはならない。それはたとえ不可能ではないとしても非常に好ましくないことである。しかし，看護人たちが不慣れであればあるほど，病院軍曹の看護長としての責任は，より必須で，より重要なものとなる。確かに，ロンドンの病院の「師長」でも重篤の患者を他の患者たちに交替で見守らせることが時としてあるが，それはこれも確かなことだが，いつも師長自身の監督のもとでなされ，何かなすべきことがあれば師長がいつでも呼ばれるし，師長はそれをどのようにすべきかを知っている。患者たちがどんなに「親切」で喜んでやってくれそうであっても，彼らが援助を受けずに自分たちの力だけでそれをするように任せられることはない。

私の不在から何か不都合が起こらないようにするのに私はどのような手段を講じたらよいのか，である。

　重大なことについても些細なことについても，「責任」者とは何かを理解している男性はあるいは女性でさえも非常に少ない。「責任」をどのように遂行するかを知るという意味である。最も大きな惨事から最も小さな事故にいたるまで，その結果をもたらした原因を追跡していくと，「責任をもつ」人がいなかった，あるいはそういう人がいても「責任をもつ」にはどうするのかを何も知らなかったということにたどりつく（あるいは，**たどりつけなかった**）場合が多い。しばらく前に，今まで建造された船のなかでも最も豪華で最も頑丈な船が，その試験航海中に煙突の囲壁が突然爆発し，数人が死亡し，何百人かが危険にさらされたことがあった。その事故の原因は，はじめて試す装置に検知されなかった欠陥があったわけではなく，閉めておくべきでなかった栓が閉められていたためであった。お母さんのやかんがなぜ噴き出すかを子どもだって知っているその同じ理由からであった。そしてこの事故も，「責任をもつ」とはどういうことか，あるいは**誰**が責任をもっていたのか，それを誰一人知らなかったようだというただそれだけのためだった。いや，それだけではない，審問にあたった陪審員は，実際上，この肝心な点をまったく無視し，これは「不慮の死」という評決を下したことからすれば，その栓に「責任がある」と明らかに考えたのであった。

　これは大規模な場合のこの言葉の意味である。もっと小規模な場合として，しばらく前のことだが，ある精神異常の女性が主治医の責任のもとにあったときに，彼女を担当する看護師のほぼ目の前で，彼女は自分自身で徐々に，そ

> 「責任をもつ」とはどういうことか

Ⅲ　ちょっとした管理

して故意に火傷をつくっていき，ついに死んでしまったということがあった。それでも，この医師も看護師も「少しも責められるべき」ではないと考えられた。しかし，この事故が起きたという事実自体，そこに問題があることを証明している。これについてはこれ以上言うべきことはない。彼らは自分たちがなすべき仕事を知らなかったか，あるいはそれをどのように果たすべきかを知らなかったかのいずれかである。

「責任をもつ」とは，あなた自身が適切な処置をとるだけではなく，他の誰もがそうするよう見届けること，そして誰も故意にせよ知らずにせよ，このような処置を妨害したり阻止することがないように見届けることである。それはあらゆることをあなた自身がすることでもなければ，たくさんの人々をそれぞれの任務に割り当てるということでもない，一人一人が自分に割り当てられた任務を行うのを確実にすることである。病人が多数の集団であっても個々人であっても，その「責任をもつ」人たちは（とくに），この言葉の意味をそう理解せねばならない（このことが最も理解されていないのは，個々の患者についてであると私はつくづく思う。1人の患者が4人に付き添われていても，1人に付き添われている10人あるいは4人に付き添われている40人の患者ほどには，きちょうめんで十分な世話をしてもらっていないことが多い。それは他でもない，この「責任をもつ」1人がいないためである）。

今はよい使用人が少ないとよく言われる。私に言わせれば，今はよい女主人が少ない。陪審員が船の安全については栓に責任があったと考えるように，今の女主人は家は家自体が責任をもっていると考えているようである。彼らは

どのように命令を下したらよいのか，使用人たちが命令に従うのをどのように教えたらよいのかも知らない——つまり，あらゆる訓練の本当の意味である，命令に理性的に従うということをどのように教えたらよいかもわかっていない。

さらに，責任をもつ人たちは，彼らが「いなくなると皆が困る」だろうとか，彼らの配備，システム，帳簿，会計その他は自分たちをおいて他にわかる人，あるいは実施する人がいないと考えて自慢に思うらしい場合がよくある。私が思うに，備品や戸棚，帳簿，会計その他を管理するにあたって，誰もがそれを理解して継続できるような方式を進めることこそ，自慢にできる——自分が不在のときや病気のときは，あらゆることを他の人たちに引き渡して，すべてがいつものように進められ，誰かがいなくて困るということが決してないようにすることである。

> **註記** 病人がいるときに個人の家庭に雇われた職業看護師が，患者をなおざりにしないためという口実のもとに他の使用人たちに「指図してまわる」耐えがたいほど嫌な存在だという訴えがよくある。両方とも本当である。患者はよくなおざりにされるし，使用人たちはよく不当に「つけ込まれる」。しかし，その過失の責任は概して，主な責任者による管理がないことにある。必要なときにはその看護師の役目を補うために援助ができるようにすると共に，患者が決してなおざりにされることのないように手はずを整えることも，主な責任者がなすべきことである——これらはちょっとした管理によって両立が可能となることであり，両立があってのみ達成が可能である。使用人を「指図してまわる」のは，確かに看護師のすべきことではない。

> *個人宅に雇われている看護師が多くの問題を起こすのはなぜか*

IV 物　音

不必要な物音

　不必要な物音，あるいは心に期待を抱かせる物音が，患者に害を与える。病人に悪い影響を与えると思われるのが，耳の器官自体への影響としての音の大きさである場合は少ない。患者は，病室のドアの向こうでの話し合いとか，ましてやひそひそ話は，とくにそれが聞き慣れた声であれば我慢できないが，例えば家のすぐ傍に足場を組むことなどにはおおむねよく耐える。

　患者によっては，とくに軽い脳震盪その他の脳障害があると，ただの物音でも悪い影響を与えることが確かにある。しかし，これらの人たちの場合も，他のすべての病人たちの場合と同様に，断続的な物音，あるいは突然の鋭い物音のほうが，継続的な物音よりもずっと大きな影響を与える——振動のある衝撃音のほうがそうでない音よりも大きな影響を与える。一つあなたがたが確信してよいことは，患者を眠りから突然に覚まさせるようなことはどれも，どんなに大きな継続的な音にもまして，患者をひどく興奮させ，より深刻で長い期間にわたる害を加えることである。

眠りについたばかりの患者を目覚めさせてはならない

　眠っている患者を，故意にしろ，誤りにしろ，決して目覚めさせてはならない，ということがあらゆるよい看護の必要条件である。眠りについたところを起こされた患者は，もう眠れなくなること必定（ひつじょう）である。患者は，2〜3時間眠ったあとで目覚めさせられたときのほうが，2〜3分眠ったあとのときよりも，再び入眠しやすいらしいというの

は，奇妙ではあるが理解できる事実である。と言うのは，脳の刺激感応性と同様に，痛みはそれ自身を永続させ，増強する。もし睡眠中に痛みが一時止まったか落ち着いたとしたら，あなたは単なる一時的休止以上のものを得たことになる。痛みの再発とそれが元と同じ強さで起こるというその両方の公算が小さくなるだろう。一方，睡眠が不足すると，この両方の公算は甚だしく大きくなるだろう。睡眠が非常に重要であるという理由はこれである。寝入りばなを起こされた患者は，睡眠を失うだけではなく，眠る力も失うという理由はこれである。健康な人は昼間眠ってしまうと夜は眠れないだろう。しかし病人一般についてはこれがまったく逆であり，病人は眠れば眠るほどよく眠れるようになる。

　患者の部屋に接した部屋あるいは廊下で長話をするような友人や医師の思いやりのなさ（それはまったく故意ではなくとも，ひどい仕打ちになる）に私はたびたび驚かされてきた。患者はその人たちが部屋に入ってくるのを今か今かと待っているか，あるいは，自分が会ったばかりの人たちが自分のことを話しているのを知っている。もし気立てのよい患者であれば，自分の注意を他のことに集中させて聞き耳をたてないようにしようとするので，それが事態をいっそう悪くする。と言うのは，そのときの患者の気持の緊張と彼がはらう努力は大変なもので，その数時間後に彼の容態が悪くなっていなければ何よりである。もしそれが患者がいる同じ部屋でのひそひそ話であるとすれば，それはあまりにも残酷である。なぜならば，患者が思わず知らずそれを聞こうとして緊張するのはよくないと言っても無理だからである。しのび足で歩いたり，室内で何かを非常

> 期待をかきたてる物音

> 部屋のなかでのひそひそ話

IV　物音　47

にゆっくりすることも，まったく同じ理由から有害である。しっかりした軽やかな速い足どり，落ち着いててきぱきした手さばきこそが最も求められるものであり，ゆっくりとためらうようなすり足や，おずおずした頼りなげな手つきはいけない。ゆっくりしていることが優しいのではないのに，そのように誤って考えられている場合が多い。てきぱきしていること，軽快であること，優しいこと，それらは互いに矛盾しない。さて，話を戻して，廊下にいる人たちの声を聞きつけて彼らが入ってくる気配に耳をそばだてている熱病患者たちの緊張した姿と狂わんばかりの目を，看護師たちは気づいて知っているし，また，そうでなくてはならないが，友人や医師たちが同じようにそれらの様子を注意してみたならば，このような期待，あるいは心のいらだちを生み出させるような危険をおかすことを二度としないだろう。このような不必要な物音は，確かに多くの患者に，譫妄状態を誘発し，あるいはそれを悪化させてきた。私はそのような場合をいくつか知っている——ある患者はその結果，死んだ。その死が恐怖のためであったと言うのは正しくない。それは，目前に迫った手術について，患者にみえるところで長い時間ひそひそ話がなされた結果であった。手術について適切な情報伝達がなされて手術に耐えられる患者は，手術の必然性を平然とした態度と快活な冷静さをもって受け入れる，ということがよくわかっている人であれば誰でも，この例において患者が死ぬにいたった原因が，断言されたような単なる恐怖であったと信ずることには躊躇するだろう。その死を招いたのはむしろ，これから何が決められるのかという半信半疑，緊張した期待であった。

もう一つのよくある原因は言うまでもないことだが，医師あるいは友人が面会のあと，患者の傍を離れて患者の部屋のドアのすぐ外あるいは隣室の，患者に聞こえる範囲あるいは患者にそれとさとられるようなところで，面会の結果についての自分の意見を友人たちに伝えること，これは最悪である。

あるいはドアのすぐ向こうで

　「女性の」「特別な価値，そして一般的主義主張の唱道」について，女性のペンが絶えず私たちに熱心に語りかけているという時代であるのに，女性の衣服が彼らのどんな「活動」にもだんだん適さなくなっていく，あるいはまったく役にたたなくなっていくのをみるのは驚くべきことだと私は思う。それはあらゆるロマンティックな目的にも，あらゆる家事上の目的にも等しく適さないものである。今では，病室では女性よりも男性のほうがずっと使いやすいし，気にならない存在である。この頃では，どの女性もその衣服にしばられて，すり足かよたよた足で歩く。だから，病室の床を揺るがさないで部屋の向こうまで歩けるのは，なんと男性だけである。私たちがずっと求めてきた女性の軽い足どり，しっかりと軽やかですばやい足どりはどうなるのだろう。

女性の衣服の音

　さて，不必要な物音とは，病気の人にも健康人にも与え得る最も残酷な気配りの欠如である。と言うのは，健康人とてまったく同じ理由から苦しむのだが，今までのすべての見解では，その苦しみの度合いが大きい病人だけが言及されている。

　（たとえかすかであっても）不必要な物音は，（もっと大きな）必要な物音よりも病人にいっそうの害を与える。

　不可思議な親近感と嫌悪感についての主義主張は，その

衣擦れの音をさ↗

すべてとは言わないまでも大部分は，煎じ詰めればこれらのことへの注意がはらわれているかいないかに帰着することがわかる。
　衣擦（きぬず）れの音をさせて歩く看護師（看護を職業としている人もそうでない人も含めて私は言っている）は，患者にとってはおそらく自分でもなぜかわからないながらも恐怖である。
　絹やクリノリンスカート†1のさらさらする音，鍵束のガチャガチャする音，コルセットや靴のきしむ音は，世界中のあらゆる薬が患者にもたらす益よりも大きな害を患者に与えるだろう。
　女性のひっそりした足どり，音もしない優美なひだの服というのは，今日では単なる比喩的表現でしかない。女性のスカート（それが家具のどれかを引っかけて倒しでもしなければよいが）は，彼女が動くときに，少なくとも室内のすべてのものをかすることになる*1。
　さらに，ドアを開けるたびにあらゆるものをガタガタさせずにはおかない看護師がいる。あるいは不必要にたびたびドアを開ける。それは，一度で持ってこられるはずのものをすべて覚えておかないためである。
　よい看護師は，いつも自分の患者の部屋でドアや窓がガタガタいったりきしんだりすることがないように，そして，開けられた窓から入る風がどう変わってもブラインドやカーテンがはためかないようにするだろう——とくに夜間，患者の傍を離れるときには，これらすべてのことに気を配

（欄外）＼せて歩く看護師への患者の反感

---

†1　crinoline　馬の毛を入れて織った堅い芯地や針金，鯨骨などを用いて張りをもたせたペチコート。あるいはそれで膨らませたスカート。1850年代から1860年代にかけて大流行した。

るだろう。これらのことを患者があなたに言うまで，あるいはあなたの注意を喚起するまであなたが待つとしたら，彼らが看護師をかかえているのはいったいなんのためか。どの階級でも，きびしく要求する患者よりは内気な患者のほうが多い。そして多くの患者は，自分の看護師が忘れているあらゆることを毎晩その看護師に気づかせることもせず，たびたび眠れない夜を過ごす。

　窓にブラインドがある場合，それらが使われていないときは全部がしっかり巻き上げられているように注意しなさい。ブラインドの一部がずり落ちて風が吹くたびにはためくと，患者は落ち着けないだろう。

　急ぐこと，あるいはうるさくせかすことは，病人にとってとくに苦痛である。それも，病人がただ自分の楽しみのためではなく，義務として何かをしているときは，それは倍に有害である。患者が用事があって話しかけてきているのに立ったままでいたりそわそわしていたりする友人，あるいは座り込んでくどくど話をする友人，前者は患者に話

> 急ぐことはとくに病人に有害

---

*1　彼女のスカートに火がつかなければ——そしてその看護師のペチコートのなかが燃えて彼女が命を落とすことにならなければ，それは幸運である。このばかげたぞっとするような慣習が原因で発生した焼死者の正確な数を，ロンドンの戸籍本庁長官が知らせてくれることを私は望む。しかし，もし人々が愚かなままならば，彼ら自身の愚かしさからわが身を護る手段を彼らにとらせようではないか——その手段とは，化学者なら誰でも知っているように，ミョウバンを混ぜた糊で糊づけすることによって衣類がめらめら燃えないようにすることである。

> クリノリンスカートに火がつく

　クリノリンを着用している人たちに，他の人たちの目に映る自分たちのドレスの下品さがわかってほしいと私は思う。クリノリンを着けた年輩のちゃんとした女性が前かがみになると，部屋で横になっている患者にはまるで舞台上のオペラの踊り子のように，なかまでみえてしまう。しかし，この不愉快な事実を誰も決して彼女に告げようとはしないだろう。

> クリノリンの下品さ

Ⅳ　物　音

をさせまいという考えからであり，後者は患者を楽しませようという考えからだが——どちらの友人にしても等しく思いやりのないことである。病人があなたに用事があって話しかけているときはあなたはいつでも，椅子に掛けて，急いでいる気配を決してみせず，あなたの助言が求められている場合は相手の話をよく聞いて十分に考えてあげること，そしてその話題が終わったらすぐにその場を離れることである。

病人を見舞って害を与えないためには

いつも患者からみえるところに腰掛けて，あなたが話しかけるときに患者があなたをみようとして苦しい思いをしながら首をまわさなくて済むようにすることである。人は誰でも，話をしている人を無意識のうちにみる。もしあなたがこの動作を患者にとって疲れるものにするならば，あなたは彼に害を与えていることになる。あなたが立ち続けていることは，あなたをみるために患者の目を絶えず上に向けさせることになる。病人に話しかけているときは，できるだけ動かないこと，そして決して身振りを入れてはならない。

患者に伝言や要求を決してくり返させないこと，とくにしばらく時間が経ったあとはよくない。することをたくさんかかえた患者は自分のことをしすぎるとよく非難される。彼らは本能的に正しい。患者から伝言をしてほしいとか手紙を書いてほしいと頼まれた人が，30分ほども経ってからその患者に，「12時の指定でしたか」とか，「住所はどこでしたっけ」とか，あるいはたぶんもっと患者をいらだたせるような質問をしているのをなんとよく耳にすることか——こうしてその人は患者に記憶，あるいはもっと悪いことには決断の努力を最初からやり直させている。それなら

ば，患者は自分の手紙を自分で書いたほうがじつのところ骨も折れない。これは，することをたくさんかかえた病人が一様に経験することである。

　これに関連してもう一つ忠告がある。病人には，背後から，あるいは部屋の入口とか病人から離れたところから，あるいは彼が何かをしているときには決して話しかけてはならない。

　これらのことについての使用人たちの型どおりの礼儀正しさが病人にとってはとてもありがたいので，彼らの多くは自分では理由がわからないながらも身辺にはただ使用人だけを置くことを好む。

　これらのことは想像の話ではない。健康人の場合と同様に病人の場合も，考えごとをするたびにいくらかの神経物質が分解し，神経物質の分解と再生成がいつも進行していて，それも健康人よりも病人の場合のほうがより速く進行するので，脳が思考によって神経物質を破壊している最中に別の思考を突然に押しつけることは脳に新たな負担を強いるのである。これらのことは事実であり，想像ではない，と私たちが考えるならば，よく言う「夢想している」人を中断させる，あるいは驚かすことは積極的な害を加えることだと肝に銘じるだろう。悲しいことに，これは決して想像ではない。

> これらのことは想像の話ではない

　もし病人がその職業上，考えることの多い仕事を続けるのを余儀なくされていれば，その害は倍加する。譫妄状態あるいは昏睡状態にある患者に食物を与えるとき，いきなり食物を口に入れては彼を窒息させることになるだろうが，患者の唇をスプーンでそっとこすって注意を喚起してやれば，彼は無意識に，しかし十分安全に食物を嚥下する

> 中断は病人に害を与える

IV　物音　　53

だろう。脳にしても同じである。もしあなたが脳に突然に
ある考えごとを，とくに決断を要する考えごとを与えると，
あなたはその脳に，想像ではなく本当の害を与える。病人
には決して不意に話しかけてはならない。しかし同時に，
彼を期待でわくわくさせたままにしてもいけない。

> そして健康人にも

　この決まりは実際，病人だけでなく，健康人にもそのま
まあてはまる。長年にわたっていつも行為を中断させられ
てきて，ついには知性を混乱させてしまわなかった人たち
を私はついぞ知らない。健康人へのこの作用は苦痛がない
ままになし遂げられよう。しかし病人には苦痛がその害を
警告する。

> 患者を立ちっ放しにさせる

　動きまわっている患者に話しかけるため，あるいは伝言
や手紙を届けるために，彼を待ち伏せしたり彼に追いつい
たりしてはならない。それはあたかも彼の横っ面を張るよ
うなものだ。彼の看護師が病室に入ってきたときには立っ
ていた患者が，床にばったり倒れたのを私はみたことがあ
る。これは非常によく気配りをする看護師にでも起こり得
た事故であった。しかし別の場合は故意になされている。
このような状態にある患者は，なにも東インド諸島に行こ
うとしているのではない。もしあなたが10秒も待てば，あ
るいはそのままあと10ヤードも歩いていれば，患者のそぞ
ろ歩きは終わっているだろう。患者があなたの話を聞くた
めにたとえ15秒ほどでも立ったままでいることが，彼にと
ってどんなに努力を要することかを，あなたがたはわかっ
ていない。最も親切な看護師や友人たちによってこのよう
なことがなされているのをもし私がみていなかったなら
ば，私はこの忠告はまったく不必要と考えただろう[*2]。

> 患者は不意を突

　患者は，「傍に誰もいないときにはずっと多くのことがで

きる」と，よく責められる。彼らができるのは確かに本当である。ここでほんの二～三の例に示したような思いやりに看護師が気づかないと，非常に衰弱した患者は，何かをしてもらうのを彼らに頼むよりは自分でするほうがじつのところ苦労がずっと少ないと考える。そして彼はそれをするために，看護師がそこを不在にしそうな時間を（まったく悪気なく，本能から）計算するのだが，それは，自分がベッドから椅子に，あるいは部屋から別の部屋，あるいは階段へ，あるいは２～３分の間，部屋の外へ出ることができると思ったそのときに，看護師が入ってくるのに「出くわし」たり声をかけられるのが嫌だからである。その瞬間に彼の注意を引くためにかけられた余計な声は，彼をひどく狼狽させるだろう。これらの場合，ここに説明した状態にある患者は，このような努力をするのはせいぜい一日に一度か二度であり，それも毎日ほぼ同じ時刻にすると考えて間違いはないだろう。じゃまが入らずにそれらを患者に

> かかれるのがこわい

---

*2　立っている，あるいは動いている患者が，話しかけられることに耐えられなくなるときを看護師が気づかないほど観察ができないのであれば，看護師は動いている最中の患者には決して話しかけないことを，絶対の決まりとして自分に課すことが無条件に必要である。弱っている患者が階段を転げ落ちる，あるいは立ち上がったときに気を失うという事故の多くが，ちょうどその瞬間にその患者に話しかけようとして看護師が急にドアから現れた，あるいは看護師がそうするのではないかとの患者の恐れがあったから起きることが私にはわかっている。そして，もし患者が自分で腰をおろすことができるまで彼の好きにさせておきさえすれば，このような事故はほとんど起きないだろうことも私はわかっている。看護師が患者に付き添って歩くときも，看護師は患者に話すことを要求してはならない。弱っている患者にとって動くという動作が心臓，肺，脳にどれだけ緊張を与えるか，看護師がそれを想像できないとは信じられないことだ。

> 動いている患者には決して話しかけない

させるように看護師や友人たちが計算できないとなると，それは本当につらいことである。立っていたり腰掛けていることはできなくても歩くことができる患者はたくさんいることを忘れてはならない。衰弱している患者にとっては，立っていることは，あらゆる姿勢のなかで最もつらいものである。

患者が夜「就寝させられた」あと，その病室であなたがすることすべてが，患者が眠れない夜を過ごすリスクを10倍にする。しかし，もしあなたが眠っている患者を起こしたとすれば，あなたは患者に眠れない夜のリスクを与えるのではない，それを保証することになる。

病人に付き添う人，あるいは見舞いに来る人のすべてに，病気あるいはその経過について意見を言わずにはいられない人のすべてに，私は一つの心得を述べておこう。病人があなたと楽しそうに話して1時間を**過ごしたあとで**，その病人の様子をみに，もう一度戻ってみなさい。患者の本当の状態を知るには，これが私たちが知っている最もよい試し方である。しかし，患者が何をしているか，どんな様子かをみただけからのあなたの判断を，患者との会話では決して述べてはならない。もしできれば，患者があなたとの会話のあとでその夜をどう過ごしたかを注意深く正確に知るようにしなさい。

がんばりすぎが病人に及ぼす影響

人は努力の最中に卒倒することはまずない。それはそのあとに来る。がんばりすぎの影響のほとんどは，その最中にではなく，そのあとに必ず現れる。気持が高ぶっているときだけの患者をみて彼らの状態を判断することがよくあるが，それは愚の骨頂である。「患者に少しも害を与えなかった」とそのとき主張されたそのことが原因で死んだ人た

ちがたくさんいる*3。

　患者が寝ているベッドには，寄りかかったり腰を掛けてはならない，不必要にそれを揺すってもいけない，あるいはただ触れてもいけないと覚えておくべきである。これは常に苦痛を与える迷惑である。患者が座っている椅子をあなたがもし揺すっても，患者は自分を安定させる力の入れどころが足にある。しかし，ベッドやソファの上にいるときは，患者はあなたのなすがままであって，あなたが与えるあらゆる震動を身体全体で感じている。

　本書や他のところで私たちが述べてきたことすべては，心気症患者について話しているのではないことを明確に理解してほしい。本当の病気と思い込みの病気を見分けることは，看護師の教育の重要な部分をなす。想像病人を管理することは，看護師の任務の重要な部分をなす。しかし，本当の病人と思い込み病人が必要とする看護は，性質が異

本当の病人と思い込みだけの病人の相違

---

*3　私は年とった経験ある看護師として，このような軽率な言葉をすべて慎んでもらいたいと心から思う。患者を見舞いに来た人が，患者は「ちょっとした慰め」を求めているとの考えから，「よくなりましたね」と言い，次に来たときには，「私がお見舞いに来たために具合が悪くなりませんでしたか」と言いながらも，その返事を待つでもなければ患者の顔をみるでもない，そんな見舞客が帰ったあと，一晩中うわごとを言っていた患者たちを私は知っている。「そうなのです，とっても具合悪くなりました」とは，本当の患者はとても言えないだろう。
　しかしながらこういう場合，患者にとっての大きな危険とは，死でもなければ譫妄状態でもない。思ってもいなかった結果が引き続き起こる可能性が非常に大きいのである。**あなた**はなんでもないだろう——気の毒な患者は**そうではない**。つまり，患者は苦しむだろう。もっとも，患者も，患者にこの傷を与えた人も，その傷の本当の原因を突き止めることはないだろう。その原因を直接に突き止められるのは，非常に注意深い観察力のある看護師をおいて他にない。患者は何が自分に最も害を与えたかについては，ほとんどの場合，何も言わないだろう。

軽率な見舞いがもたらした結果についての不注意な観察

なると言うか,むしろ正反対である。この後者については,ここでは述べない。さらに,ここに示す症状の多くは,本当の病気を思い込みの病気から区別するものである。

　心気症の患者たちが,看護師の面前ではしないようなことを隠れてすることがよくあるのは事実である。私はそのような人を何人も患者としてもっていたが,彼らは定時の食事はほとんど食べないが,もしあなたが引き出しに彼らのために食物を隠しておくと,夜にあるいはこっそりとそれを食べるのだった。しかしこれはまったく異なった動機からである。彼らは隠したいという願望からそうするのである。これに対して本当の患者は,自分がどんなにたくさんのことをしたか,あるいは食べたか,あるいは歩いたかについて,自分の医師や看護師が首を横に振らなければ,得意そうに話すことがよくあるものだ。ここで,本当の病気に戻ろう。

病人には簡潔さが必要

　病人には,簡潔さと決断力が何よりも必要とされる。あなたの考えを彼らに簡潔にはっきりと表明しなさい。あなた自身の心のなかにあるどんな疑問や躊躇も,それがたとえ(むしろ,とくに,と言いたいが)些細なことについてであっても,患者の心に決して伝えられてはならない。あなたの疑問はあなただけにとどめておき,あなたの決断を患者に伝えなさい。ものを考えるときそれを表に出す人たち,ホメロス(Homer)[†2]の思考がそうであるように,思考の全過程が分泌行為に現れる人たち,この結論にいたっ

[†2] 古代ギリシアの詩人。トロイア戦争の神々や英雄たちの冒険と心情をうたった叙事詩『イーリアス』と『オデュッセイア』がその作とされる。作者は説明をせず,場面と会話により登場人物の行為を物語る。

てあの結論にいたらなかったそのすべての経過を人に告げる人たち，そういう人たちは病人の傍にいるべきではない。

　優柔不断はすべての患者が最も恐れることである。彼らは他人のなかのそれをみるよりは，むしろ自分たちのデータをすべて集め，自分たちで決断を下したい。他人の気変わりは，それが手術のことであっても，あるいは手紙を書き直すことであっても，患者をどれほど傷つけるものか，それは，最も恐ろしい，あるいは困難な問題に関して自分の決断を下すよう要求されること以上である。それ以上に，非常に多くの場合，病気のときは健康なときよりもずっと想像がたくましく鮮明になる。もしあなたが，あるときある場所への転地を患者に勧め，1時間後には別の場所を勧めたとすると，患者はそのたびにたちどころに想像で自分をその地の住人に仕立て上げてしまい，その敷地全体を心のなかで点検している。そしてあなたは患者の想像をここからあちらへと置き換えさせることによって，あたかも両方の場所に彼を実際に連れまわしたかのように彼を疲れさせてしまっている。

　何よりも，病室から出ていくときはさっさと出て，入るときもさっさと入ること，ただし突然ではなく，急いでもいけない。しかし，あなたが病室からいつ出ていくのだろうか，いつ入ってくるのだろうかと，患者を待ちくたびれさせてはならない。病室では，あなたの動作とあなたの言葉が簡潔できっぱりしていることが必要であるのと同時に，急いだりせかせか動きまわってはならない。自分を完全に制御すれば，あなたは失敗しないだろう――手間どったり慌てたりもしないだろう。

　患者が自分についてだけでなく，自分の看護師について

病人には優柔不断が非常な苦痛

これは患者が注↗

注意すべき問題ではない

も，時間の正確さ，忍耐強さ，用意のよさ，冷静さのいずれかあるいはすべてに注意しなければならないとすれば，患者にとってはその看護師が傍にいるよりはいないほうがずっとよい——その看護師のサービスが他の点ではその患者にとってどんなに貴重で手際よくても，そして患者がそれらのことを自分ではまったくできないとしてもである。

声を出して読む

病室での読み聞かせに関しては，私の経験では，病人は自分で読めないほど具合が悪いときは，人に読んでもらうことにもほとんど耐えられない。子どもたち，目の患者，そして教育のない人たちは例外であり，読むことに物理的な困難がある場合もそうである。読んでもらうのを好む人たちは概してそれほど問題がないが，熱があるとき，あるいは脳が刺激に対して過敏になっているときは，読んでもらっていることを聞こうとする努力が譫妄状態を引き起こすことがよくある。私は非常に気後れを感じながらこう言う。なぜならば，読み聞かせは病人の**助けになる**というのが通念だからである。しかし，次の二つのことは確かである。

病人に読んで聞かせるときはゆっくり，はっきり，落ち着いて

（１）病人に読み聞かせなければ**ならない**ことが何かあるときは，ゆっくり読みなさい。病人をなるべく疲れさせないでそれを済ませるには，できるだけ短時間に終わらせることだと考えている人が多い。彼らは早口に読む。いきなり，そして急いで読んでしまう。これほどの大きな間違いはない。奇術師ウーダン（Houdin）は，話を短く思わせる方法はそれをゆっくり話すことだと言っている。病人に読んであげるときも同じである。このような思い違いをしている読み手に向かって患者が，「私に読んでくださるな，話してください」と言うのを私はよく聞いた[*4]。こう言えば，

読み手が急いで読んだり，まちまちの速さで読んだり，重要でないところは飛ばしはしないまでも早口で不明瞭に読んだり，別のところではもぐもぐ言ったりするのを加減できる，と患者は無意識のうちに気づいているのだ。もし読み手が気もそぞろに読んでいる，あるところでは自分だけ黙読している，あるいは違う箇所を読んだと気づくことになれば，気の毒な患者が苦しまないわけがない。病人にはどのように読み聞かせたらよいかを知っている人は非常に少なく，話すときのように気持よく声を出して読む人は非常に少ない。彼らは読むときに節(ふし)をつけ，口ごもり，つっかえ，急ぎ，もぐもぐ言うが，話をするとき彼らはこんなことはしない。病人への読み聞かせは，いつもむしろゆっくりと，とくにはっきりと，しかし演説口調ではなく——むしろ単調に，しかし歌を歌うようにではなく——むしろ大きい声で，しかし騒々しくなく——そして何よりも，長すぎないことである。あなたの患者が何を耐えられるかを確かめなさい。

（２）病室で，自分だけが黙って読み，患者が面白がりそうなところ，あるいはよくあることだが自分にとって面白いところだけ声を出して読むという妙な習慣は，言いようのないほど思いやりのないことだ。あなたが読み聞かせていないその空白の間，患者は何を思っているとあなたは**考えている**のか。あなただけが読み続けて楽しんでいる間，患者はそれまでにあなたが読み聞かせたことに思いをめぐらせて一人で楽しみ，あなたがまた読み聞かせようという

> 病人には時々思い出したように読み聞かせてはならない

---

*4　病気の子どもたちは，話せないほど内気でなければ，いつもこういう願いを表明している。彼らは決まって，お話を読んでもらうよりも**聞かせて**もらいたがる。

> 病人は，何かを読んでもらうよりも話してもらいたいと思っている

気になったちょうどそのときに，病人がすぐそちらに注意を向けられるとでも思っているのか。このように，何かを読んでもらっている人が病人であれ健康な人であれ，また，その人がこのように読んでもらっている間，何もしていないにしろあるいは何かをしているにしろ，こういうことをする人の自我没頭と観察不足は，そのいずれも理解しがたい——**読んでもらっている人**はあまりにも気が弱くて，このことが彼の気持をどんなに乱しているかを言えないことが多いのだが。

階上の人たち

　もう一つある。最近の家はだいたいが安普請(やすぶしん)であるから，階段や床を歩く音がすべて家全体にひびく。上の階になるほど震動は大きくなる。病人は頭上に誰かがいることでどんなにつらい思いをしているか，それは想像も及ばないほどである。がっしりと建てられた古い家では，幸いなことにほとんどの病院もそうであるが，騒音と揺れは比較的少ない。しかし華奢(きゃしゃ)な造りの家では，騒音と揺れが悩みの重大な原因であり，病気によってはとくに患者にいらだちを感じさせる。そのような患者は，彼らの頭上の部屋を使わないようにできない場合は，たとえ階段で余計に疲れるにしても，家の最上階に置いておくほうがずっとよい。そうしないと，阿片(アヘン)でも鎮められない不眠状態を引き起こすだろう。患者が，「頭上の足音一つ一つが心臓に突き刺さる」とあなたに告げたとき，その警告を無視してはならない。**患者がみる**ことのできない音はすべて，彼にとっては不意を突かれる音であることを忘れてはならない。とくに神経のいらだっている患者は，頭上の部屋，あるいはごく薄い仕切りで隔たれたところに人がいるよりは，彼らが同じ部屋にいるほうがずっと傷つきにくい，と私は確信している。

これらの患者に静かさを確保するためには，いかなる犠牲をもはらう価値がある。どれほどのよい空気も，どれほどの行き届いた世話も，静かさがなければこのような患者にはなんの役にもたたない。

註記 音楽が病人に及ぼす効果についてはまったくと言ってよいほど注目されてこなかった。実際，音楽は現状では費用がかかるので，それを全体的に用いるのはまったく不可能である。ここで言っておきたいのは，人の声を含めて，連続音が可能な管楽器と擦弦楽器は一般的によい効果を与える——これに対して，ピアノのように**連続性のない**音を出す楽器はまったく逆の効果を与える。どれほどよいピアノ演奏でも病人を害するのに対して，ごくふつうの手まわしオルガンが奏でる「ホーム・スイート・ホーム」[†3]とか「アシサ・ア・ピエ・ダンサリス」[†4]というような旋律は，病人の気持をかなり和らげるだろう——ただし，歌の内容からの連想とは無関係である。

音楽

[†3] 英国の作曲家ビショップのオペラ「クラリ，またはミラノの少女」(1821) のなかの歌曲。日本では「埴生の宿」として知られる。

[†4] ロッシーニのオペラ「オテロ」(1816，ヴェルディのそれは1887) の終幕でデズデモーナが歌う「柳の唄」。シェイクスピアの原作には「古い歌」とあり，ロッシーニ以前から舞台で歌われていた。柳に言寄せてつれない人を想う悲しい歌，デズデモーナに死が迫っている，こうした連想とは関係なく旋律がよい，と。

Ⅴ 変化のあること

<small>変化のあることは回復の手段</small>

　一部屋あるいは二部屋に長い期間閉じ込められて，同じ壁，同じ天井，同じ周囲を眺めて過ごすことが病人の神経をどれほど苦しめるものか，それは，年配の看護師あるいは年配の患者以外の人にはまったく想像も及ばないことだろう。

　神経衰弱を患っている病人よりも，激しい痛みの周期的発作をかかえている病人のほうがはるかに機嫌がよいということがよく言われるが，それは，後者の場合は発作のない期間を楽しめるためだとされている。私はこう考えたい。機嫌のよい患者の多くは，彼らの苦しみがなんであれ，一つの部屋に閉じ込められていない人たちの間に見受けられ，塞ぎ込んでいる患者の多くは，彼らの周囲の事物の単調さに長い間さらされてきた人たちの間に見受けられる。

　神経機構にとってこれが苦痛であることは，21年間，「ボイルド・ビーフ」[†1]攻めにあったという兵士の場合のように，食物の長期にわたる単調さが消化器官に苦痛となるのと同じである。

<small>色や形も回復の手段</small>

　美しいもの，変化に富んだもの，そしてとくに色の鮮やかさが病気に及ぼす効果についてはほとんど理解されてい

---

†1　1861年刊の労働者階級向けの料理本の最初に，多人数のための経済的な食事としてこれが載る。塩漬け（鮮度を保つ方法）の牛肉を水からゆで，キャベツなどの野菜と練り粉団子を加え，煮込む。

ない。

　このようなものへの渇望は，患者の「気まぐれな好み」だとふつう言われる。そして確かに，患者は二つの相矛盾するものを欲するなど，「気まぐれな好み」をもつことがよくある。しかし，彼らの（いわゆる）「気まぐれな好み」は，彼らの回復にとって何が必要かを示す非常に貴重なしるしであることが多い。これらの（いわゆる）「気まぐれな好み」をよく観察するとよいだろう。

　（仮兵舎の）患者にとって熱病の最もつらい苦しみは，窓の外をみることができず，目に入るのは材木の節ばかりであることを私はみてきた（私自身が熱病患者であったときもそう感じたことである）。熱病患者が目の覚めるような色の花束をどんなに喜んだかを私は忘れない。（私の場合）野の花の小さな一束が私に届けられたとき†2，その瞬間から回復がずっと速くなったことを私は覚えている。

　この効果は気分だけのものだと人は言う。だが決してそうではない。その効果は身体にも及ぶ。物の形や色，光から私たちがどのような仕組みで影響を受けるのかについてはほとんどわからないのだが，それが実際に身体に影響を及ぼしていることは確かにわかっている。

> これは幻想ではない

　患者の目に入るものの形の多様さ，色の鮮やかさは，回復の実際の手段である。

　しかしそれは**ゆっくり**した変化でなければならない。例えば，患者に10枚も12枚ものリトグラフをたて続けにみせるとして，それで彼がぞくっとしてふらつく，あるいは

---

†2　1855年5月，スクタリ（現トルコ共和国ユスキュダル）からクリミア半島にはじめて渡ったナイティンゲールは「クリミア熱」に倒れ，現地の病舎で急性期を過ごした。

熱っぽくなる，あるいは気分が悪くなるということが起きない確率は10のうち1であろう。しかしもしその1枚ずつを，患者の向かい側の壁に毎日，あるいは毎週，あるいは毎月取り替えて掛ければ，患者はその変化を大いに楽しむだろう。

花

病室にしばしばのさばっている愚かさと無知の最たる例はこれである。看護師は，炭酸ガスやもっとひどい成分が充満している空気の悪い病室に患者を閉じ込めておきながら，コップにさした花や鉢植えの植物は健康によくないと言って患者に許さない。ところで，病室や病棟が植物で「あふれかえっている」のを誰もみたことはない。そして，植物が夜間に放出する炭酸ガスは蠅1匹も殺さないだろう。それどころか，人が多い部屋のなかでは，植物は実際には炭酸ガスを吸収して酸素を放出する。切花も水を分解して酸素を生成する。例えば百合のように，その匂いが神経系統のはたらきを低下させると言われている花の種類があるのは本当である。これらはその匂いですぐわかるので避けることができる。

身体が心に及ぼす影響

心が身体に及ぼす影響については，現在では多くのことが書かれ，語られている。その多くは本当である。しかし私は，身体が心に及ぼす影響についてもう少し考えられていたらと思う。あなたがたは心配事が多くて参ったと思いながらも，毎日リージェント街[†3]を歩いたりあるいは郊外に出かけたり，食事を他の部屋で他の人たちと共にしたり，その他もろもろのことができるが，それによってあなたがたの心配がどれほど軽減されるかをほとんどわかっていな

[†3] ロンドン都心を南北に走る大通り。19世紀に造られ，当時も今も常ににぎわうファッショナブルなショッピング街。

い。気分転換ができない人たちにとっては，心配事はますます度を増していくことを，彼らの病室の壁にまでも心配事が張りつけられているようにみえることを，彼らの苦悩の亡霊がベッドのあたりに出没することを，そして彼らは変化という助けなしではつきまとう想念からとうてい逃れられないことを，あなたがたはほとんどわかっていない[*1]。

骨折した足は自分では動かせないのと同じに，病人は変化という外からの助けが与えられなければ，自分の考えを変えることはできない。病気の主な苦しみの一つはまさにこのことであって，それは手足の骨折の主な苦しみの一つが固定された姿勢にあるのと同じである。

自らを看護師と名乗る教育ある人たちが以下のようにふるまうのをみるたびに，なぜこうなのだろうと思う。彼らは彼ら自身の行動の対象や仕事を日に何度も変える。ところが，寝たきりの病人を看護する(！)ときは，彼らは病人に動かない壁を見つめさせたままそこに横たわらせておき，彼がいろいろなことを考えられるようにするための変化を何も与えない。そして，患者が窓の外をみることがで

病人の考えに変化をもたせるように援助する

[*1] 患者の記憶のなかでは，つらかった思いが楽しかった思いより強い。これは患者自身にもつらい不思議なことである。彼らは自分を納得させ，自分は感謝することを知らないと反省する。しかしそれはまったく役にたたない。実際は，これらのつらい記憶は，直接にその理由を考えることよりも，もしあなたが本や会話によってその人に心からの笑いを誘うことができれば，それによってずっと楽に打ち消されてしまう。あるいは，患者が笑えないほど衰弱している場合，彼が求めているのは自然からの感動である。患者に動かぬ壁を見つめさせておくことの残酷さについては先に述べた。多くの病気の場合，とくに熱があったあとの回復期には，その壁は患者に百面相をしてみせるように思えるだろう。ところが花は決してそうはしない。形や色は，どんな議論にもまさってあなたの患者をそのつらい考えから解放してくれるだろう。

病人は身体的苦痛ばかりでなく精神的苦痛にも非常に苦しむ

きるようにせめてベッドを動かすということさえも，彼らは決して思いつかない。それどころか，ベッドはいつも部屋の最も暗くてたいくつな隅のほうに置くことになっている*2。

病人は気のもちよう一つで「もう少し自制力をはたらかせ」，「彼らの病気をいっそう悪くしている」ところの「苦痛に満ちた考えを振りはらう」ことができるなどと考えるのは，健康な人がよくおかす誤りであると私は思う。本当に，かなりきちんとふるまっている病人のほとんど**誰もが**，あなたが自分自身病気になってみなければわからないほどの自制力を一日中一瞬たりとも気を抜くことなくはたらかせている。病人には，病室のなかを歩く足音の一つ一つが苦痛を与える。彼の脳裡を横切る思いの一つ一つが苦痛を与える。それでいて彼が不作法でなく話ができ，不愉快でなくみえるとしたら，彼は自制力をはたらかせているのである。

「窓の外がみたい」という病人の切ない願望

*2　このことで思い出す適切な例が一つある。ある男が事故で脊椎に損傷を受け，長い間寝たきりの末に死んだ。彼は職人で，その気持のなかに「自然への情熱」などひとかけらもなかったが，「もう一度窓の外をみたい」と一途(いちず)に思っていた。看護師は彼を実際に背におぶって窓辺に運び，彼が「外をみる」ことができるように少しの間なんとか座らせることができた。この結果，その看護師は気の毒にも命にかかわるほどのひどい病気になった。男がそれを知ることはなかったが，多くの人がそのことを知っていた。ところが私の知るかぎりでは，彼らの誰一人として思い及ばなかったこと，それは，飢えた目のなかにある変化に富むものへの渇望は，飢えた胃のなかにある食物への渇望のごとく必死であり，どちらの場合も餓死寸前の人間が盗みをしてでも胃を満足させたいと思うのと同じだということである。このことを表現するには「必死」としか言いようがない。そして，管理人や付添人が，「何かの眺め」が得られるように病床を配置しないとすれば，それは病院に料理場を設けなかったのと同じで，彼らには無知と愚鈍の印が押されてよい。

もしあなたが一晩中寝なかったとして，お茶の一杯を飲むことも許されないままに，「自制力をはたらかせる」べきだと言われたとしたら，あなたはいったいどう言うだろうか。このように，病人の神経はあなたが夜通し起きていたあとの神経の状態といつも同じである。

　病人の食事には気を使うべきだとしよう。そこでだが，この神経の状態は，病人に気持のよい眺めとか，花*3 や可愛らしいものの気の利いた取り合わせを与えるようにする気配りによって，ほとんどの場合，和らげられる。光自体も神経の状態を和らげるのだろう。病人が絶えず口にする「夜明け」を待ち望む気持は，だいたいは，光への願望，目の前に現れるさまざまなものが疲れ果てた病人の心に与えてくれる安堵の記憶への願望に他ならない。

> 病人を手仕事のない状態に置く

　また，人は男も女も，ある程度の手仕事をするものである。ただし，少数のお上品なレィディたちはこのかぎりではなく，彼らは自分で衣服を着ることさえしないから，こと神経に関しては実際上は病人と同じ部類に入る。さて，あなたにとって手先を動かすことが気晴らしになっていることを，そして病人は手先を使うことを奪われたためにそのいらだちをどれほど高じさせているかを，あなたはわかっていない。

　少しばかりの針仕事，少しばかりの書きもの，少しばかりの掃除は，もし病人がそれをすることができるのなら彼らが得られる最高の気晴らしになるだろう。これらのことはあなたにとっても最高の気晴らしに**なっている**のだが，

＊3　鮮紅色の花をみると元気が出て，深い藍色などの花をみると疲労を感じる人がいるという事実を，病人を観察したことのある人なら疑うことはできない。

> 色が身体に及ぼす影響

Ⅴ　変化のあること

あなたはそれに気づいていない。読書はしばしば病人ができる唯一のことであるが，この種の気晴らしにはならない。このことを念頭に置き，そしてあなたには病人にはできないこれらすべての多様な仕事があることを念頭に置いたうえで，彼らが楽しむことのできるあらゆる変化を病人のために手に入れるよう心がけなさい。

　言うまでもないことだが，針仕事でも書きものでも，その他なんでも続けてする仕事は，度を過ぎると，手仕事がないことが（一つの原因となって）起こすのと同じいらだちを病人にもたらすだろうことを私はよく知っている。

VI 食 事

> 食事の時間についての留意の不足

　病人を注意深く観察する人なら誰でも同意するだろうが，食物がたくさんあるなかで，何千という患者が毎年飢えて衰弱しているのは，彼らが食べられるようにする単にその方法への留意が不足していることによる。この留意の不足は，病人にはまったく不可能なことをさせようと熱心に勧める人たちに顕著であるが，それは，自分たちに十分に可能なことをする努力をしない病人たち自身にも同じに顕著である。

　例えば，非常に衰弱している患者の多くは，固形物を食べることは午前11時前はまったく不可能であり，あるいはその時間まで何も食べないでいたために疲れ果てている場合は11時になってもまったく食べられない。と言うのは，衰弱している患者は一般に夜間は熱っぽく，朝は口のなかが渇いているものであり，もし，彼らがその渇いた口で食べることができたとしても，それは彼らにとってかえってよくないであろう。1時間ごとの1匙のビーフティー[†1]，ワインで煮たアロールート[†2]，エッグノッグは，彼らに必要な滋養を与え，そのまま時間が経つと疲れすぎて回復に必要な固形物が喉を通らないほどになるのを防ぐだろう。それに，

---

†1　病人食。赤身の牛肉を刻んで水に入れ，火にかけてかき混ぜながら半量にまで煮詰め，塩で味をつけたものを布で濾す。ティーカップで供する。
†2　クズウコンの根から採った澱粉。くず粉に似る。

少なくとも嚥下のできる患者なら誰でも，こういう流動物ならばその気になれば嚥下することができる。それなのに，あばら骨つきの羊肉片とか，卵，一片のベーコンが，そんな時間にこのようなものを嚙みこなすことなどまったくできない患者（ちょっと考えればそれはすぐわかることだ）の朝食に指示されているのをじつにたびたび耳にする。

　また，ある看護師は患者に，ある一品を3時間おきにティーカップ1杯分与えるように指示されている。その患者の胃はそれを受けつけない。そういうときは1時間おきにテーブルスプーン[†3]1杯ずつ試みなさい。それでもだめならば15分おきにティースプーン[†4]1杯ずつを試みなさい。

　これらの重要な細かい点についての配慮と創意工夫がないために，家庭看護では公共の病院よりも多くの患者の生命が失われていると思うと私は言わざるを得ない。病院における医師と主任看護師の間には，個人の家における医師と患者の友人たちの間よりも，互いに助け合おうとする友好関係があると私は思う。

　非常に衰弱した患者にとって，10分間の絶食状態あるいは満腹状態（看護師が時間を守らなかったために，患者が食後あまり時間を置かずに他の努力にとりかかることを強いられるとき，それを私は満腹状態と呼ぶ）の結果がどうなるか，私たちはそれを知ってさえいたならば，これを決して起こさないようにもっと注意するはずである。非常に衰弱している患者では，神経性不調による嚥下困難がよくあり，さらに他のことで体力が要求されるとそれはいっそ

生命は往々にして食事時間の分単位の正確さにかかっている

[†3]　食事用スプーン。計量に使う場合は大匙にあたる。1杯は約15 ml。
[†4]　茶匙。計量に使う場合は小匙にあたる。1杯は約5 ml。

うひどくなるので，食事時間が分単位で守られないと，他の用事と重ならない何時何分にもう一度手配しなければならないのだが，そうなると彼らは次の空いた時間が来るまで何も食べることができない——というわけで，時間を守らなかったこと，あるいは10分の遅れが，2〜3時間の遅れにもなりかねない。時間を分刻みで守ることがなぜそんなに容易ではないのだろうか。生命は往々にして文字どおりこれらの数分にかかっている。

　急性症状の患者で，生死がこれからの2〜3時間にかかっている場合，これらの事柄には一般によく注意がはらわれ，とくに病院ではそうである。そして医師あるいは看護師，あるいはその両者が，滋養物の細心の選択と時間厳守を指示し実行するという行き届いた世話をすることによって，患者が言わば生命をとりとめたという場合が数多くある。

　しかし，何カ月も何年もにわたる慢性疾患となると，生死の問題が，単に飢餓状態が長引いたことによってついに終結することがしばしばある。少しの創意工夫と多くの忍耐があれば，おそらくその結末を回避できただろう例を私は知っているが，それらを一つ一つここにあげることはしまい。患者が食べられる時間帯についての話し合い，患者が非常に無気力になる時間帯を観察し，そのような時を予測して食事の時間がそれと重ならないよう，よいころあいに変更する——観察と創意工夫と忍耐（これらのことこそがよい看護師を作り上げる）を必要とするこれらすべてが，私たちが考える以上に多くの生命を救うだろう。

　患者が手をつけていない食物を，そのうちに食べるだろうと思って次の食事まで彼の傍に置いたままにしておくこ

慢性疾患では患者はしばしば飢えで死ぬ

食物を患者の傍に置いたままにしない

VI 食事　73

とは，彼が少しでも食べることをかえって妨げるだけである。ちょっとしたこの認識不足のために，食物を最初の一品から次の一品へと食べ進むことがまったくできなくなった患者たちを私は知っている。食物はちょうどよいときに持ってこさせ，食べてあってもなくてもちょうどよいときに下げさせなさい。あなたがもし，患者に何もかも嫌にさせたくないならば，患者の傍に「何かがいつもある」状態にさせてはならない。

また一方では，ある患者（彼は食物の不足のために衰弱しかけていた）の生命が，「だけど，食べられそうに思う時間はないのですか？」という医師の単純な質問によって救われたことを知っている。患者はこう答えた。「ええ，あります。◯時と◯時にはいつも何か食べられそうです」。このことが試みられ，成功した。しかしながら，これを言うことのできる患者はめったにいない。観察してそれを見つけ出すのがあなたがたのすべきことである。

> 患者は自分が食べる以上に多くを目にしないほうがよい

できれば，患者は他人の食物あるいは彼自身が一度に食べられる以上の量の食物を目にしたりその臭いを嗅ぐべきではないし，あるいは，食物について話されるのを耳にしたり，あるいはそれを生の状態で目にすることさえもいけない。この決まりの例外を私は知らない。この決まりを破ることは必ず食べる能力をかなり低下させる。

病院の病棟ではこれをすべて守ることはもちろん不可能である。そして個室では，患者が絶えずよく観察されねばならない場合，付添人に病室の外で食事をするように休憩を与えることができない場合がよくある。しかしこのような場合，患者は付添人が自分のみえるところで食事をしているのをみることによって，彼自身がたとえ気づかなくて

もあまり食べられなくなるのは本当である。病人がこのことに気づいて苦情を言う場合もある。意識がないと思われていた患者が話せるようになったときに訴えたのがこのことだったのを，今，私は思い出す。

しかしながら覚えておいてほしいのは，秩序の整った病院での極端なきちょうめんさと，患者が食事をしている間は病室のなかでは何もしてはならないという規則は，患者を同じ場所に集めておくことに伴うあらゆる止むを得ない弊害を十二分に補うということである。家庭看護の看護師が，患者が何かを食べている，あるいは食べようと努めている間じゅう，その病室でほこりを拭いたり，せかせか動きまわっているのを私はしばしばみてきた。

病人は何か食べているとき，一人でいられるのならそのほうがよいことに議論の余地はない。そして，たとえ食べさせなければならないときでも，看護師は病人が食べているときに，彼に話をさせたり，あるいは話しかけたりすべきではなく，とくに食べ物の話はしてはならない。

職業上，必要に迫られて病気の間も仕事を続けなければならない人の場合，次のことを**どんな例外もない**規則とすべきである。すなわち，患者が食事をしている間は誰も彼に仕事を持ち込んだり話しかけてはならず，興味を起こさせる話題を食事の寸前まで彼と話してはならないし，また，食事中に気がせくことがないように，食事の直後の約束を入れてはならない。

患者が食物を少しでも食べられるかどうか，あるいは患者の気立てがよくてなんとか食べようと努力しているときに，その食物を滋養にできるかどうかは，これらの規則，それもとくに最初の規則を守ることにかかっている。

> 病人の食物の質については注意しすぎることはない

　看護師は，酸っぱい牛乳，変質した肉やスープ，腐った卵，あるいはよく煮えていない野菜を患者の前に決して置いてはならない。しかしそれでも，こういうものが当の看護師以外のどの人の鼻にも目にも完全にそうとわかる状態で病人のところに持ち込まれるのを私はたびたびみてきた。頭のよい看護師であることがわかるのはここである。悪くなった食物は持ってこないだろうが，患者を失望させないように何か他のものを2〜3分で手早くつくってくるだろう。病人のための料理法は，あなたの気の毒な患者の弱い胃のはたらきの半分を肩代わりすべきものと心得なさい。しかしその胃をあなたの悪くなった食品でいっそう傷めるとしたら，患者あるいはその胃はいったいどうなるか私は知らない。

　もし看護師が理性的な人間であり，患者の食事を上げ下げする単なる運搬人ではないならば，その理性をこれらのことに使ってもらいたい。私たちは，一日中何も食べないという患者を数多く知っているが，それは，あるときの食事は手もつけられずに残された（そのときに患者は食べることができなかった），次の食事は牛乳が酸っぱかった，三度目の食事は何か別の出来事で食べられなくなったためだった。それでもその看護師は，なんらかの急場しのぎを用意することを決して思いつかなかった——例えば患者はその日，固形物を少しも食べていないから，夕方のお茶のときに（例えば）トーストを少し食べるかもしれないとか，1時間早く何かを食べるかもしれないなどとは決して思いつかなかった。2時には食事に手もつけられない患者が，7時にそれを出すと喜んで受けつけることがよくある。しかしどうしてか，看護師たちは「そういうことを思いつく」こ

とが決してない。彼らは自分たちの判断力をはたらかせる義務があるとは思わなかったのだと想像したくなる。彼らはその判断を患者に任せている。看護師が患者をどのように看護すべきかを知らない場合，患者はそれを看護師に教えようとするよりはその無策に耐えていたほうがよいと私は確信する。人に教えようとすることが彼をいらだたせ，彼の具合が悪ければ人に教えるような状態にはなく，自分のことについてはとくにそうである。これは病院よりも家庭看護によくあてはまることである。

　私は看護師にこう言いたい。あなたの患者の食物について考えの決まりをもちなさい。そのときまでに彼がどのくらい食べたかを思い出し，今日はどのくらい食べるべきかを考えなさい。一般に，在宅患者の食物についての唯一の決まりは，看護師が患者に供せるものとして何をもっているかということである。看護師は自分が用意していないものを患者に与えることができないのは当然である。しかし患者の胃は，看護師の都合を，ましてや看護師の強制を待ってはいない*1。もしその胃が今日まではある決まった時刻に刺激を受けることが習慣になっていて，明日は看護師

> 看護師は自分の患者の食物について考えの決まりをもたなければならない

---

*1　患者が食べるものを看護師が今日はまだ入手していないからと言って，昨日2時間待てなかった患者が今日4時間待つことがどうしてできるであろうか。ところがこれが一般に言われている唯一の論法である。他方，もう一つの論法，すなわち，看護師がちょうどこれが**手に入った**からと言ってそれを患者に与えるというのも等しく致命的である。看護師は，たまたまできたてのゼリーあるいは新鮮な果物を手に入れると，患者が夕食を済ませて30分も経ってからそれを与えたり，あるいは夕食のときにそれと肉や魚のスープとの両方はとても食べられないのに与えることがしばしばある——あるいはもっと悪いことには，それを患者のベッドサイドに置き，彼がそれをみただけでむかむかして一口も食べられなくなるまでそのままにしておく。

> 看護師は患者の食事について時間の決まりをもたなければならない

が食物を入手できなかったためにその時間に刺激がないとなると,患者はつらい思いをするだろう。この不足を補うために,そしてどんなに用意周到な人たちの間にでも起こる不意の出来事を修復するために,看護師は創意工夫をしなければならないのだが,実際は「それらは仕方のないことだった」とされて,患者がつらい思いをすることに変わりはない。

　ごく些細な注意を一つ——患者のカップの受け皿に中身をこぼさないように注意しなさい,すなわち,患者のカップの底がよく乾いて清潔であるように注意しなさい。もし彼がカップを口に持っていくたびに,受け皿も一緒に持っていかなければならないとしたら,あるいは,そうしなければ患者のシーツやベッドガウン,枕,あるいは彼がベッドに座っていてその寝まきにしずくを落として汚すことになるとすれば,あなたの側のこのちょっとした注意の欠如が,患者の気分ばかりでなく食物への意欲さえもどれほど損ねることになるか,あなたにはまったくわかっていない。

> 患者のカップの底は乾いた状態に保つ

VII　どんな食べ物を？

　病人について責任をもつ女性たちが病人食に関して最もよくする考え違いを一，二あげておこう。その一つは，ビーフティーがあらゆる食品のなかで最も滋養分があるという確信である。では，ちょっと試しに1ポンドの牛肉をゆでてビーフティーをつくり，その水分を蒸発させて，先ほどの牛肉から何が残ったかを調べてみよう。ビーフティー半パイントの水分に対して固形栄養物はわずかティースプーン1杯であることがわかるだろう。それでもそのなかには，紅茶と同じように，身体を回復させる力のある，私たちの知らない何かがある。しかしそれはほとんどの炎症性の病気の場合に与えてさしつかえないが，十分な栄養が必要とされる健康な人あるいは回復期の患者にとってはあまり頼りにならないものである。また，卵1個は肉1ポンドに相当するとよく言われる――ところがこれはまったく違う。また，とくに神経質あるいは胆汁質の患者など，卵が合わない患者が多いこともほとんど注目されていない。したがって，卵を使ったすべてのプディングが彼らにはまずく感じられるのである。卵をぶどう酒で溶いて泡立てたものが，彼らにとってこの滋養物を食べられる唯一の形であることが多い。また，患者が肉を食べるまでに回復した場合，彼に肉を与えることが回復にとって必要な唯一のことだと考えられている。ところが，物が豊富にある英国に住んでいる病人の間に壊血病によるただれが起きていること

― 食物についてよくある考え違い

― ビーフティー

― 卵

― 野菜抜きの肉だけ

が実際に知られている。その原因をさかのぼって調べていくと、それは他でもない、看護師が肉ばかりに頼って、野菜は調理がとても下手だったために患者はいつも手をつけず残してしまい、その結果、患者をかなりの期間、野菜なしで過ごさせたためであった。アロールートもまた、看護師にとって大きな頼みの綱である。これは、ぶどう酒を飲ませるための媒体として、また手っとり早く調理できる回復食としては大変結構である。しかし、これはただの澱粉と水でしかない。小麦粉のほうが栄養にもなり発酵もしにくいので、それが使える場合ならそのほうがよい。

さらに、牛乳および乳製品は病人にとって非常に重要な食品である。バターは動物性脂肪のうちで最も軽く、牛乳に含まれている糖分その他のいくつかの要素には欠けるが、それでもバター自体、そして患者がもっとパンを食べられるようにするうえでも非常に有益である。小麦粉、燕麦（エンバク）、小麦や燕麦のひき割り、大麦といった種類のものすべての調製品は、前にも述べたように、アロールート、サゴ†1、タピオカ†2といった種類のもののすべての調製品よりも好ましい。クリームは多くの慢性疾患の場合に他のどんな食品にもまさるかけがえのないものである。これはビーフティーと同じはたらきをするようであり、たいていの人にとって牛乳よりもずっと消化がよい。実際、クリームは体質によって合わないことがあまりない。チーズはふつうは病人にとってあまり消化はよくないが、衰弱から回復させる

アロールート

牛乳，バター，クリーム他

---

†1　サゴヤシの幹の芯から採った澱粉。
†2　トウダイグサ科キャッサバ（イモノキ）の根茎から採った澱粉。サゴとタピオカ（この二つは小球状のものがよく使われる）とアロールートはいずれもくず湯にするか、卵を使ってプディングにするかして病人に供される。

ための純粋の栄養物である。私は病人が，それも少なからずの病人がチーズを非常に欲しがるのをみてきたが，それはチーズが病人にどれほど必要とされているかを示していた*1。

しかし，生の牛乳が病人にとってどれほど重要な食物であっても，それが少しでも変質あるいは酸っぱくなると，それはあらゆる食品のなかでたぶん最も有害である。少しでも酸っぱくなった生の牛乳はよく下痢を起こす。だから，看護師はこのことに最大の注意をはらうべきである。病人のための大きな施設では，どんなに貧しいところでもこのことに最大の注意がはらわれている。毎年夏にはとくにこのためにウェナム湖†3の氷が用いられるが，個人宅の看護師はこのような注意の必要性をほとんど理解していないので，そこの患者はたぶん，気候の暑い間は酸っぱくない牛

特定の病人の特定の食品に対する聡明な渇望

---

*1 腐敗した食物によって起きた病気，例えば壊血病性赤痢や下痢などの場合，患者の胃は往々にしていろいろなものを渇望し消化するが，そのなかには，病人，それもとくにこのような病人のために考えられた規定食には決して入らないであろう食品がある。それらは，果物，ピクルス，ジャム，しょうがパン，ハムあるいはベーコンの脂，スエット†4，チーズ，バター，牛乳である。こういう場合を私は数例とか数十例どころか数百例もみてきた。そして患者の胃は正しく，本は正しくなかった。これらの場合にひどく欲しがられる食品は主として，脂質と植物性の酸味のあるものの二つに分けることができよう。

病人食という問題に関しては，男と女でははっきりした相違がよくみられる。女性の消化のほうが概して遅い。

†3 19世紀の英国の冬は早くも寒さがゆるみ，手近なところで食品貯蔵用の氷を切り出して氷室に貯蔵することができなかった。これもその一つと思われる米国北部の湖の氷を輸入，港に断熱倉庫を設けて国内各地に配送していたのである。

†4 牛脂。牡牛の腰につく硬い脂肪。おろし金でおろして小麦粉に練り入れ，パイ皮にしたりプディングに入れたりして肉体労働をする人々に喜ばれた。

乳は一滴も口にできないだろう。けれども，あなたの患者の紅茶の本当の栄養分のある唯一の部分は少量の牛乳であること，そして英国人の患者の大半がどれほど彼らのお茶を頼りにしているか，それをもしあなたが考えるならば，あなたは患者からこの一滴の牛乳を奪わないことが非常に重要なことがわかるだろう。牛乳とはまったく異なるものであるバターミルク†5 は，とくに熱のあるときは非常に有益である。

甘いもの

　さまざまな種類の食物のなかの「固形栄養分」の量によって食事の規則を決めていく場合，いつも見失われていることは，患者が衰弱を癒すために何を必要としているのか，彼は何を食べることができ，何を食べることができないかである。あなたは患者に食事を本から与えることはできないし，処方箋に従って調剤するように人間の身体を調合することはできない——「炭素を含むもの」を何割と「窒素を含むもの」が何割で患者のための完全な食事ができる，とはいかないのである。ここで看護師の観察が大いに医師を助けるだろう——患者の「気まぐれな好み」が大いに看護師を助けるだろう。例えば砂糖は純粋な炭素であるから，あらゆる食品のなかで最も栄養になるものの一つであり，本によってはとくにこれを勧めている。しかし英国人の患者の大多数は，若者も老人も，男も女も，金持ちも貧乏人も，病院にいる者も自宅にいる者も，一様に甘いものを嫌う。それに，健康だったときには甘いものが嫌いだったけれど病気になってそれを好きになったという人を私は一人

---

†5　牛乳から分離したクリームを攪拌してバターを取るときに抜き取る水分。まだバターが広く手作りされていた19世紀，人々はこの薄い酸味の飲み物を好んだ。

も知らないが，健康なときには甘いものが好きでも病気になったら紅茶の砂糖にいたるまでやめてしまうという人を私は多数知っている。彼らは甘いプディングや甘い飲み物をひどく嫌う。苔のついた舌は，味がぴりりとしたあるいは刺激の強いものをほとんどいつも好む。壊血病の患者は例外で，砂糖菓子やジャムをひどく欲しがることがよくある。

 ゼリーは，看護師や病人の友人たちに非常に気に入られているもう一つの食品である。これは元の固形のまま食べられたとしても栄養にはならないであろう。しかし，ゼラチンを8分の1オンス取り，それを水に溶かしてある程度のかさにし，その単なるかさがあたかも栄養の多さを表すかのようにそれを病人に与えるのはまさに愚の骨頂である。ゼリーは滋養にならないこと，そして下痢を起こさせる傾向があることが今ではわかっている——そしてゼリーを病気による身体の衰弱を癒すものと信ずることは，病人に食物を与えているように装って彼らを飢えさせるだけである。もし一日の間にゼリーが100匙与えられたならば，あなたはゼラチンを1匙与えたことになるが，その1匙には何の滋養もない。

 そしてそれにもかかわらず，ゼラチンは多量の窒素を含み，それは栄養分のなかで最も効能のある要素の一つである。他方，ビーフティーは，窒素を含む固形物質もごく少量存在し，病気のときに滋養効果が高い食べ物の例として選ぶことができよう。

 クリスティスン博士（Sir Robert Christison）[†6]は，いく

> ゼリー

> ビーフティー

[†6] 1797-1882。エジンバラ大学の教授職にあった毒物学者，内科医。

つかの階級の「患者たちが，他のすべての種類の食品は拒否しても，薄めた肉汁あるいはビーフティーだけはくり返し摂ることには誰もが驚かされるだろう」と言っている。とくに注目すべきは，「胃炎の患者たち」が何週間あるいは何カ月もの間，「ビーフティーあるいは薄めた肉汁以外はほとんどあるいは何も」摂っていなかったことで，「しかも，1パイント[†7]のビーフティーには水以外のものは4分の1オンス[†7]もないのである」。その結果があまりにも見事だったことから，博士はいったいビーフティーはどういう形で作用するのか，と問いかけている。「それは単に滋養の問題だけではない——最も滋養のある食物でも4分の1オンスでは，どんな状況にあっても，組織の毎日の消耗分はとても補充できない。たぶん，それは新しい治療法の一つに属するのだろう」と博士は言う。

　少量のビーフティーを栄養のある他の食品に加えると，それらの食品の滋養効果は，加えたビーフティー中に含まれる固形物質の量をはるかにしのぐ比率で増大することが観察されている。

　病人にとってなぜゼリーが滋養にならずビーフティーが滋養になるかの理由はまだ解明されていない秘密であるが，このことは，病人を注意深く観察することこそ最善の病人食への唯一の手がかりであることをはっきり示している。

病人食は化学ではなく観察が決めなければならない

　化学は病人食に関してまだ少しも見識を与えてくれない。化学が私たちに教えることができるのは，さまざまな食品中の「炭素を含む」あるいは「窒素を含む」成分の量だけである。化学は，食品をこれらの栄養素のどれかが多い順

[†7] oz., pt. と略記する。英国の容積単位の1パイントは20オンス，1オンスは28.41 ml。

に並べたリストを私たちに与えてくれたが，それだけである。ほとんどの場合，患者の胃は食品中の炭素あるいは窒素の量だけではない他の選択の原理に左右される。これについても他のことと同じに，自然はその指導に関して非常に明確な規則をもっていると思われるが，それらの規則は，ベッドサイドでの非常に注意深い観察によってのみ確かめることができる。自然はこの場で，生きている化学すなわち回復の化学は，実験室の化学とは異なるものであることを私たちに教えている。有機化学は，すべての知識がそうであるように，私たちが自然と面と向き合うときには有用である。しかし，だからと言って，病気のなかで進行している回復作用についてまで，私たちが実験室のなかで学ばなければならないということにはならない。

　話は戻るが，牛乳および牛乳の調製品の滋養効果はひどく過小評価されている。牛乳2分の1パイントのなかには肉4分の1ポンドに含まれるのと同じくらい多くの栄養分がある。しかしそれが問題のすべてでもなければ，すべてに近いわけでもない。重要な問題は，患者の胃は何を吸収でき，何から栄養を得ることができるかであって，これについては患者の胃が唯一の判定者である。化学はそれを教えることはできない。患者の胃がその胃の化学者でなければならない。健康な人を健康に保つであろう食物が病人を殺すだろう。牛肉はあらゆる肉のなかで最も栄養分があって健康な人には滋養となるが，その同じ肉が病人にとってはあらゆる食物のなかで最も滋養にならないものであり，病人の半死状態の胃はその肉をほんの少しも吸収できない，すなわちそれを少しも滋養にすることができない。他方，健康な人はビーフティーだけの食事では急速に体力を失っ

てしまう。

　何カ月もパンに手をつけないで暮らしている患者たちを私は知っていたが，それは彼らがパン屋のパンが食べられなかったためであった。そういう人は田舎の患者に多いが，全部がそうではない。自家製のパンあるいはふすま入りの黒パンは多くの患者にとって非常に重要な食品である。このパンによって下剤はまったく不要になるだろう。オートミールでつくったケーキもそうである。

> 自家製のパン

　そこで，患者に供給されるものとして，彼が呼吸する空気の次におそらく最も重要なもの——すなわち病人が食べるものを決めなければならない人たちすべてがすべきことは，「食品分析表」を読むことではなくて，患者の胃が出す意見を注意して観察することである。

> 病人の食物については確かな観察がまだほとんど行われていない

　ところで，患者を一日に一度しか，あるいは一週間に一度か二度しか診ない医者には，患者自身あるいは患者を常に観察している人たちの援助がなければ，とうていこれが読み取れない。医者にわかることはせいぜい，患者が彼の前回の回診のときよりも今度のほうが弱っているか元気になっているかぐらいである。そこで私は言いたいのだが，看護師にとって，患者の空気に気をつけることの次に何よりも重要な務めは，患者の食物の影響を注意して観察し，それを担当医に報告することである。

　今までほとんど無視されていた看護の分野におけるこのような**正確**で細やかな観察がどれほどよい結果をもたらすか，あるいはそれが医者にどれほどの手助けとなるか，それはまったく計り知れない。

> 紅茶とコーヒー

　紅茶に反対するあまりにも多くの意見[*2]が賢明な人たちによって言われる一方で，あまりにも多量の紅茶が愚かな

人たちによって病人に与えられている。英国人の病人には自分たちの「ティー」に対する自然な強い渇望がほぼ誰にでもあるのをみれば，それは自然のおぼしめしだと思わざるを得ない。紅茶あるいはコーヒーは少量でも多量に飲んだのと同じに彼らを回復させるのであり，多量の紅茶，とくにコーヒーは，病人がもつわずかばかりの消化力を損なう。ところが看護師は，紅茶あるいはコーヒーの1杯あるいは2杯が患者をどんなに回復させるかをみているため

＊2　仕事の性質上あるいはその仕事に適した体調にないために，非常に体力が消耗されそうな人たちに，出かける前にパンを一切れ食べていくように勧めることがよくある。そう勧める人たちは，元気回復の飲食物として，1杯の紅茶かコーヒーのかわりに一切れのパンを食べるということを自分でも試してほしいと私は思う。パンはあまり元気づけにならないことがわかるだろう。兵士が疲労する任務に食事抜きで就かなければならないとき，看護師が食事抜きで受け持ちの患者につきっきりにならなければならないとき，彼らが出かける前に欲しいもの，そして口に入れるべきものは，元気を出させる熱い1杯の飲み物であり，冷たい一切れのパンではない。このことに無頓着であった結果はひどいものであった。もし彼らが熱い**紅茶と一緒に**パンを少し食べることができるのならそれにこしたことはないが，**紅茶のかわりに**ではいけない。パンには他の何よりも栄養分が多いという事実がおそらくこの間違いを招いたのであろう。それは取り返しのつかない間違いであると思われる。もっともこの問題についてはまだほとんどわかってはいないのだが，上にあげたような状況にとって最もよい食物は，人間の身体に直接にしかも消化力にほとんど負担をかけないでそれ自体を「同化する」ものであるようだ。パンはそれが人の身体に取り込まれるまでには，二～三の同化作用を必要とする。

　極度の疲労を経験したことがある英国の男性や女性たち，例えば乗物を途中で降りずに長い旅をしたとか，幾晩か続けて寝ずにいたという経験のある人たちのほぼ一様な証言は，時々1杯の紅茶を飲む——そして他には何も口にしない，というのが最も具合がよかったということである。

　他のすべてのことについてと同様に，これは理屈ではなく経験に決めさせよう。

VII　どんな食べ物を？

に，3杯か4杯なら2倍の効果があると考える。実際は，まったくそうではない。しかしながら，英国人患者にとって彼の1杯の紅茶のかわりとなるものはまだ何も発見されていないのは確かであって，彼は何も食べられないときでも紅茶だけは飲むことができ，また，紅茶を飲まないと他のものは何も食べられないということが多い。英国人の患者が眠れない夜を過ごしたあと，紅茶のかわりに彼に何を与えるべきかについて，紅茶を悪く言う人のどなたかが指摘してくれれば私は大変うれしく思う。もしあなたが朝の5時か6時に患者に紅茶を与えれば，患者はそのあとで眠りに入り，その24時間のうちのやっと2～3時間の睡眠をそのときにとれるということさえあるかもしれない。同時に，午後5時過ぎには，原則として患者に紅茶やコーヒーを決して与えるべきではない。宵の口に眠れないのはだいたいが興奮のためであり，紅茶やコーヒーを飲むとますます眠れなくなる。早朝まで続く不眠は疲労から来ている場合が多く，それは紅茶で緩和される。私が知るかぎりでは紅茶を断る唯一の英国人患者は発疹チフス患者であり，彼らが快方に向かうときの最初の徴候は彼らがまた紅茶を欲しがることであった。一般に，乾いて汚れた舌はいつもコーヒーより紅茶を好み，牛乳は紅茶に入れる以外は受けつけない。コーヒーは元気回復飲料としては紅茶にまさるが，消化力を損なう作用がより強い。ここは患者の好みに任せよう。喉が非常に渇いている場合，患者の欲求に任せると**多量の紅茶**を飲むことになりそうで，あなたはそれをどうしようもない場合がある，とあなたは言う。しかしそのような場合，患者は渇きを癒すのとはまったく別の目的のために希釈液を必要としていると考えてよい。患者は紅茶だ

けではなく何かの飲み物を多量に欲しがっているのだから，医者は大麦湯[†8]，レモネード，炭酸水あるいは牛乳と，それぞれの場合に応じて患者が飲むべきものを指示するだろう。

　レーマン（Lehmann）が，健康で活動的な人は「毎日1オンスの炒ったコーヒー豆を煎じて飲む」ことが，身体のなかで進む「消耗を4分の1減少させるであろう」と言っていることをクリスティスン博士は引用し，紅茶も同じ特質をもっていると付言している。そしてこれは実際に行われた実験である。レーマンはその男の体重を測定し，彼の体重からこの事実を発見する。これは食品の「分析」から推論されるのではない。病人に関してのすべての経験も同じ結果を示している[*3]。

　ココアは紅茶やコーヒーのかわりに病人によい飲み物として勧められている。しかし，英国の病人たちが概してココアを嫌うという事実とは無関係に，ココアは紅茶やコーヒーとはまったく違った効果を与えるものである。これは油と澱粉を含むナッツで，元気回復効果はまったくなく，単に脂肪を増やすだけである。したがって，ココアを紅茶

ココア

[†8] barley water　大麦を水から20分ほど煮立て，布で濾す。オレンジかレモンの皮を加えて飲む。
[*3]　コーヒーを淹れるときは，豆で買ってきて家庭で挽くということが絶対に必要である。挽いてあるものにはチコリ[†9]の根を炒ったものが**少なくとも**含まれていると考えてよいだろう。それはチコリの味あるいは健康上の有益性の問題ではない。チコリがコーヒーのもつすべての特質，あなたがそれゆえにコーヒーを与えるその特質をまったくもっていないことに問題があるのだ。だからそんなものなら与えないほうがましである。
　さらに，洗濯女や酪農場の女主人，主任看護師は皆（ここで私が言っているのは，すぐれて思慮深い人たち——たくさんのきつい肉体労働と，一日の仕事を順序だててするための頭脳労 ↗

VII　どんな食べ物を？

のかわりということは，病人をひどく侮(あなど)ることである。ココアに含まれる程度の元気回復の刺激を求めるのならば，病人に紅茶のかわりに栗を与えてもよいくらいである。

かさ

看護師の間にほぼ共通して見受けられる間違いは，患者に与える食物のかさ，とくに飲み物のかさについてである。一日にブランデーを4オンスという指示が出された患者がいたとして，あなたがそのブランデーを薄めて4パイントの量にしたならば，患者はこれをどのようにして飲んだらよいのか。紅茶，ビーフティー，アロールート，牛乳，その他皆，同じである。それらのかさだけ増やしたところで，あなたはそれらの食品の栄養分を増やしたわけでもないし，強壮力を高めたわけでもない——むしろ，患者の消化力にいっそうの負担をかけることによって，あなたは食品の滋養力と元気回復の効果の両方をおそらく減らしてしまったことになる。それに患者はおそらく，あなたがよかれ

＼働を結び合わせて，どの仕事にも他の何かがつっかえるということがまったくないようにできる女性たちのことである），値の張る紅茶を飲むことを重んじるのを私はみてきた。これが浪費だと言われている。しかし，これらの女性たちは他のことには何も「贅沢」していない。そして彼らのそのやり方は正しい。本当の茶の葉の茶のみが，彼らが求める強壮剤を含んでおり，それは隣木(リンボク)†10 の葉の茶には含まれていない。

　自分の家を日に一度念入りにみてまわることさえできないような家庭の主婦たちには，これらの女性を判断することはできない。なぜならば，彼ら自身どうみても，大きな病棟あるいは酪農場を管理するために必要な，手はずを整える（かなりの仕事である）という気構えなどとは無縁だからである。

†9　ヨーロッパの道端や荒野に自生もし，時に丈1mに及び，青い花を咲かせるキク科の草本。葉の生食についてはすでに旧約聖書に記されているが，焙った根の粉末をコーヒーの代用とするのは，コーヒーが普及した17世紀末以降か。

†10　バラ科の常緑高木。安い茶の葉には隣木の葉が混じることが多いので注意，見分け方はしかじか，と1863年の家政書に。

と思ってかさを増やしてしまったその全量を飲みきることができないために，飲むように指示されていた量の半分は残すことになるだろう。患者が飲み下すことができるかさを超えないで与えるようにすると同時に，彼が飲むのに濃すぎず強すぎずの加減を決めるためには，非常に細かな観察と注意が必要とされる（そしてそれができる人はきわめて少ない）。

VIII ベッドと寝具

熱っぽさは寝具から来る症状

　ベッド枠と寝具について少し述べたい。それは主に，まったくあるいはほとんどベッドに寝たきりの患者に関してである。

　熱っぽさは一般に発熱から来る症状だと思われている——十中八九，それは寝具から来る症状である*1。患者は，空気にあてて乾かしたことのない自分の寝具に何日間，何週間にもわたって浸み込ませてきた自分の身体からの発散物を，もう一度身体のなかに取り込まされている。そうならざるを得ないではないか。患者が寝ているふつうのベッドを調べてみるとよい。

ふつうの寝具類の不潔さ

　してはならないことを示すための一例をもし私が探すとするならば，個人の家にあるふつうのベッドをその適例として取り上げたい。木製のベッド枠で，マットレスは2枚か，あるいは3枚もがテーブルの高さより高く重ねられ，ベッド枠の周囲には飾り布がめぐらされている——そんなベッドと寝具を十分に乾かしたり空気にあてることは，神業でもなければとてもできない。患者は当然，ベッドをつ

病室はどうでもよくて，病人だけみていればよいと考える看護師が多い

*1　私は以前「とてもよい看護師」とされている人に，彼女の患者の部屋の状態をみれば患者の不眠の原因がよくわかると話した。すると彼女は少しも気を悪くすることなく，そのことに自分はまったく驚きはしない，と答えた——まるで，部屋の状態とは天気の状態と同じで自分の力の及ばないものであるかのような口振りである。いったいこの女性を「看護師」と呼んでよかったのであろうか。

くったあとの冷たい湿っぽさとつくる前の暖かい湿っぽさ,それも有機物質がいっぱい浸み込んだこの両方の状態に交互に身を置かなければならない*2。そしてそれは,何枚ものマットレスが患者の身体の下に置かれたときからはじまって,それらがばらばらにされるときまで続く。ただし,いつかそうすることがあればの話だが。

　健康な成人は肺と皮膚から24時間に少なくとも3パイントの水分を発散させており,その水分はすぐにも腐敗物になる有機物質で飽和状態であること,そして病気のときはこの量が非常に増えることが多く,その質はいつもいっそう有害なものとなること,そういうことをもしあなたが考えるとして——次には,このすべての水分はどこに行くのだろうかと自分自身に問いかけてみなさい。それは主として寝具類に入っていく。なぜなら他にはどこへも行きようがないからである。そしてその水分はそこにとどまる。なぜならば,おそらく週に1回のシーツ交換時以外には,空気にあてることをしないからである。看護師は,清潔なシーツを空気にあてて清潔な湿気を除くことにはこだわりすぎと言えるほど念を入れるだろうが,汚れたシーツを空気にあてて身体に悪い湿気を除くことは決して考えつかないだろう。そのうえ,私たちが知る最も危険な悪臭は病人の排泄物から発するものである——それらの排泄物は,悪臭

清潔なシーツだけでなく汚れたシーツも空気にあてなさい

---

*2　同じ理由から,あなたが患者の身体を清拭したあとで,さっき脱がせた寝まきを彼にまた着せなければならないときは,それを炉の火で必ず温めておきなさい。患者が着ていた寝まきはいくらか湿っているはずである。それが患者の身体から2～3分間離れていたために冷えてしまっている。炉の火はそれを乾かすと同時に空気を通す。このことは,清潔な着替えの場合よりもずっと重要である。

Ⅷ　ベッドと寝具

をベッドの裏側に行きわたらせるに違いないような場所に一時的にせよ置かれ，しかもベッドの下の空間は決して空気が入れ換えられることがない。私たちの整え方ではこの空気は入れ換えられないのである。このようなベッドがいつもじとじとしていてはならないし，自然がわざわざ病気に命じて身体から排泄させたその糞便のようなものを，そこに寝ている不運な患者の身体のなかに再び送り込む手段にしてはならない。

　どの階級かにかぎらず，有能な主婦が「このベッドは本当によく使われているのですよ」と言うのを聞くと，私はいつもがっかりして，それが本当でないようにと願うばかりである。なんと言うことだ，そのベッドは私の患者が来て自分の湿気をそのなかに放出する前に，誰か他の人の湿気がすでにたっぷり浸み込んでいたのか。このベッドを空気にさらす機会は一度もなかったのか。いや，一度もなかったのだ。「毎晩使っていますから」。

　本当の患者を本当に看護する唯一の方法は，らせんスプリングのついた**鉄製**のベッド枠を使うことである。このスプリングによってマットレス本体に空気がよく行きわたる（もちろん飾りの垂れ布はめぐらさない）。マットレスは毛を詰めた薄いものとし，ベッドの幅は3フィート半より広くしない。もし患者がベッドに寝たきりであれば，このようなベッド枠を**2台**用意し，それぞれをマットレス，シーツ，毛布その他で完全に「つくって」おく――患者はそれぞれのベッドで12時間ずつを過ごす。患者と一緒にシーツまで移してはならない。寝具はすべて，そのベッドが使われていない12時間の間に空気にさらすために吊すこと。もちろん，これがまったくできない場合もよくある――これ

スプリングつき鉄のベッド枠が最もよい

ベッド2台によって得られる快適さと清潔さ

に近いことならできる場合はもっと多い。私が示しているのは，看護の理想，そして私が実際にしてきたことである。しかしベッド枠の種類については，1台であっても2台であっても，おそらくできないことはない。

　幅の広いベッドがよいという偏見がある——私はこれを偏見だと考える。患者を広いベッドの一方の側からもう一方の側に動かしてさっぱりさせるのが目的ならば，患者を新たに用意したベッドに移すほうがずっと効果的である。それに，本当に重症の患者はベッドの上で迷うほど遠くまで動きはしない。しかし，幅の狭いベッドではトレイを置く余地がないと言われる。よい看護師はベッド上にはトレイを決して置かないだろう。もし患者が横臥できるのであれば，ベッドサイドのテーブルからのほうがずっと楽に食べられるだろう。またどんな場合でも，ベッドはソファーよりも決して高くてはいけない。そうでないと，患者は自分自身が「手を出せない人間」という感じをもつ。彼は手を伸ばしても何にも届かないし，自分では何一つ動かすことができない。もし患者が横臥できないのであれば，床上テーブルを使うのがよい。患者のベッドはその一方の側を壁面につけて置いてはならないことは言うまでもない。看護師はベッドのどちらの側にも容易に行くことができ，身体を伸ばさなくても患者のどの部分にも容易に届くことができなければならない。これはベッドが幅広にすぎても高すぎても不可能なことである。

　9〜10フィートの高さのある部屋のなかで，4〜5フィートの高さのベッドに患者がいて，彼がベッド上で上体を起こすと頭の位置が実際に天井から2〜3フィートに来るのをみると，私はひそかにこう考える。これは病人に共通して

ベッドの幅が広すぎないこと

ベッドは高すぎないこと

VIII　ベッドと寝具　　95

あるあの特異な悲惨な気持，すなわち，壁や天井が迫ってきて自分たちは床と天井の間でサンドイッチになるのではないかという気持にさせるためにわざともくろまれているのか，そして彼らのこの想像は確かにここでは事実とそれほどかけ離れてはいない，と。なおそのうえ，もし窓が天井まで届かない位置で終わっていると，たとえ窓が開かれていても，患者の頭は実際のところ新鮮な空気の層よりも高くなるであろう。神がつくられた回復作用を台無しにするという点で，これは人間のつむじ曲がりの極みである。実際には，眠っている人あるいは病人の頭部が暖炉の煙突の吸い込み口より高い位置にあってはならない。そうすることによって彼らの頭部が最もよい空気の流れのなかにあることが確保される。あなたが炉の煙突を煙突板でふさいでいることがあり得ようとは私たちは考えないことにしよう。

　ベッドがソファー以上に高いと，患者がベッドに入ったり出たりする際の余計な疲労は，患者（そもそもベッドへの出入りができる人）にとってはそのたびに戸外か別室で2〜3分の運動ができるくらいに相当するだろう。人々がこのことについて考えもしないというのは，あるいは，24時間のうちにベッドにただ一度入ってただ一度出るであろう彼らに比べて，24時間ベッドにいる患者たちがどんなに多くの回数ベッドへの出入りを余儀なくされているかについて考えもしないというのは，まったくもっておかしなことである。

　患者のベッドは常に部屋の最も明るい場所に置かれるべきである。そして患者には窓の外がみえなければならない。カーテンをめぐらせた天蓋つき四本支柱の旧式ベッド

ベッドは暗い場所に置かない

カーテンをめぐ

は，病人にとっても健康人にとっても，まったく受け入れがたいものであることは言うまでもない。病院のベッド枠は個人の家のそれに比べると多くの点においてずっと難がない。

　子どもたちのるいれきで明らかに説明のつかない場合があるが，そのうちのかなり多くは，寝具を頭にかぶって眠り，そのために，いったん吐き出した空気を皮膚からの発散物でいっそう汚したうえでまた吸い込むという習慣に起因すると考えるのが妥当である。患者にも時として同じような癖があり，また，患者が自分の皮膚からの発散物によってかなり汚れた空気を吸うのを余儀なくされるように寝具が置かれていることもよくある。よい看護師であれば，注意深くこのことに留意するだろう。これは言わば換気の重要な一部分である。

　褥瘡の危険があるときは，毛布を患者の身体の**下**には決して敷いてはならない，とは言っておく価値があろう。毛布は湿気を取り込んで湿布のように作用する。

　病人の掛けものとしては，軽いウイトニー毛布[†1]以外のものは決して使ってはならない。厚い木綿の通気性のない上掛けはよくない。と言うのは，それが病人からの発散物をその下に閉じ込めてしまうという理由からであり，これに対してウイトニー毛布はそれらを通り抜けさせる。衰弱している患者はいつも寝具の非常な重さに悩まされていて，そのために彼らは少しも熟睡できないでいる場合が多い。

---

†1　オックスフォード西方の町ウイトニー（Witney）で生産されていたバスケット織りの毛布。ウイトニーはノルマン様式の建築が残る古い町であるが，18世紀にはこの毛布工場で有名になった。

※ らせた天蓋つき四本支柱のベッドもよくない

※ るいれきは寝具の置き方の結果である場合が多い

※ 褥瘡

※ 重く通気性のよくない寝具

VIII　ベッドと寝具　　97

註記 枕について一言。衰弱している患者には皆，どんな病気であっても多少の息苦しさがある。したがって，そのままの姿勢では本来のはたらきがほとんどできないという弱った胸から身体の重みの負担を少しでも軽くすることが，患者に枕をあてる看護師の目的であるべきだ。ところが看護師は実際何をしているか，そしてその結果はどうであろうか。看護師はレンガの壁のように一つの枕の上にまた枕を積み重ねていく。患者の頭は胸の上に垂れる。そして両肩は前に向けて押し出され，肺が広がる余地をなくしてしまう。実際には，枕が患者に寄りかかっていて，患者が枕に寄りかかっているのではない。どのようにしたらよいかは，患者の体格によって変わるものであるから，これについては一つの決まりを設けることはできない。背の高い患者のほうが低い患者より余計に苦しいが，それは長い手足が腰のあたりの**重荷**になるからである。しかし目的は，呼吸器官の**すぐ下**の背部を枕で支え，両肩がうしろに傾くことができるような場所を確保し，そして頭は前に落ちないように支えることである。死に瀕している患者では，これらの要点がおろそかにされるとその苦しみがひどくなる。病人の多くは，自分で枕を引きずって動かす力がないので，自分の本とか手近にある何かを腰の下に差し込んで背中を支えている。

IX 光

　病人が新鮮な空気の次に必要とするのは光であること，そして病人を最も害するのは閉めきった部屋の次に暗い部屋であること，これは病人についての私のすべての経験の絶対的な成果である。そして彼らが求めるのはただの光ではなく直射日光であることもそうである。私にもし体力があれば，日光の射さなくなった部屋に患者をそのまま置いておかないで，状況が許すならば，太陽を追いかけて陽の射す部屋に患者を動かしてまわりたかったほどである。人々はその効果は気分だけに及ぶと考える。それは決してそうではない。太陽は画家であるだけではなく彫刻家でもある。太陽が写真を写すことをあなたは認めている。科学的な説明をつけなくとも，私たちは光が人間の身体にも同じように現実で明白な効果を及ぼすことを認めなければならない。しかしそれだけではない。光が，それもとくに直射日光がもつ部屋の空気の浄化効果に気づいていない人がいるだろうか。ここに誰もが経験できる一つの観察がある。よろい戸をいつも閉めきっている部屋（病室や寝室ではよろい戸は決して閉めてはならない）に入ってみなさい。その部屋が使われていない部屋であっても，そしてその空気は人間の呼吸ではまったく汚染されていなくても，あなたは汚れた空気，すなわち太陽光線の作用によって浄化されることのなかった空気の，むっとしたかびくさい臭いに気づくだろう。暗い部屋や暗い隅々がかびくさいことはよく知られ

> 健康と回復に不可欠な光

ている。病気の手当てをするにあたっては，部屋の気持よさと光の有用性がこの上なく重要である。

病院建築のある一大権威が，人々は建物を設計するときに病棟と寄宿舎の違いを十分に考えない，と言っている。しかし私はもう少し突っ込んでこう言おう。健康な人たちは，病人のための用意をするにあたって，**寝室**と**病室**の違いを決して考えない，と。健康な人が眠るときには，ベッドからの眺めがどうかはたいして問題にはならない。彼は眠っている間，それも夜の間しかベッドのなかにはいないはずだ。部屋の向きもまたたいして重要ではない（ただし，空気を浄化するために毎日しばらくの間は寝室に日光が射し込むものとして）。なぜならば，彼は日光のない時間帯にしか寝室にいないからである。しかし病人の場合，彼らがベッドから起き出している時間があなたがベッドに入っている時間と同じくらい長いということはまずないが，事情はまったく逆である。したがって，彼らがベッドのなかで身を起こしたり身体の向きを変えたりしなくてもベッドから窓の外をみることができること，そしてもしあなたが彼に他に何もみせることができなくても，彼らがせめて空と日光をみることができること，それは回復のために何よりも重要なことだとは言わないまでも，それに非常に近いものであると私は断言する。だから，あなたはまず第一に病人のベッドの位置に気をつけるべきである。病人が一つの窓からだけではなく二つの窓から外をみることができればなおよい。朝の太陽と真昼の太陽──彼らがまず起き上がっていることのない時間帯──は，もし選ぶとすれば，午後の太陽より彼らにとってずっと重要である。たぶんあなたは午後には患者たちをベッドから連れ出して窓の傍に座

部屋の向きと眺望と日光が病人にとって最も重要

らせることができ，彼らはそこで太陽をみることができる。しかし最善のやり方は，太陽が昇った瞬間から沈む瞬間まで患者たちに直接の日光を可能であれば与えることである。

寝室と**病室**のもう一つの大きな違いは，**眠るだけの人**の場合，彼の寝室が一日中，しかるべく開け放たれていたならば，彼が夜間眠りにつくときははじめから室内に大量の新鮮な空気が残っているのに対して，**病人**の場合はそれがない。なぜならば，彼は一日中同じ部屋の空気を呼吸し，自分自身からの発散物でその空気を汚しているからだ。したがって，病室では常に換気を続けるようにいっそうの注意が必要である。

付け加えるまでもないことだが，急性の症状（とくにいくつかの眼科疾患と，目が病的に過敏である病気）のために和らげられた光が必要な場合がある。しかし，たとえそういう場合でも，暗い北側の部屋は許せない。あなたはいつでもブラインドやカーテンで調光できる。

しかしながらこの国では，どのような病人の場合でも，窓やベッドに重い厚地の暗い色のカーテンはまず使うべきではない。ベッドの頭のところに軽い白いカーテンがあればだいたいにおいて十分であるし，窓には緑のブラインドを取り付けて必要なときには下ろせるようにしておけばよい。

人間に関すること（生理学的なことではない）についての最も偉大な観察者の一人が，英語ではないが，「陽光あるところ思索あり」と言っている。生理学はすべてこのことを確証している。深い谷間で山の陰になる側にはクレチン病がある。地下の部屋や狭い通りの日に照らされない側には，人類の衰退と虚弱があり，身体と心が同じように衰退

> 日光がないと私たちは心身を衰退させる

していく。生気を失い萎れかかった植物や人間を日光のなかに置いてみなさい。すると，もし手遅れでなければ，それぞれが健康と精気を取り戻すだろう。

　植物が常に光に向かっていくのと同じに，ほとんどすべての患者が彼らの顔を光に向けて臥しているのをみるのは興味深いことである。「そっち側を向いて寝る」と痛いと訴えながらも，そうしている患者がいる。「では，どうして**わざわざ**そっち側を向くのですか？」と尋ねても，彼にはわからない。しかし，私たちはわかっている。それが窓のあるほうだからである。上流階級がよくかかるある医者が，自分は患者の顔を光の射さない方向にいつもまわしておくということを政府の報告書に最近発表していた。それは結構，がしかし，自然は上流階級がよくかかるある医者よりも力が強い。そしてきっと自然は病人たちの顔を元の向きに，そして自然が届けることのできる光の**方**に戻していく。病院の病棟をずっと歩いてみなさい，そしてあなたが今まで世話してきた家庭にいる患者の枕元を思い出しなさい。そして顔を壁に向けて寝ていた患者を何人みたか数えてごらんなさい。

> ほとんどの患者は顔を光に向けて臥す

X 部屋と壁の清潔

　看護の仕事の大部分は清潔を保つことにあることを考えれば，看護師は清潔であるべきこと，あるいは看護師は患者を清潔にしておくべきことを看護師に言う必要はないはずだ。十二分に行き届いた清潔さが見て取れないような部屋や病棟は，いくら換気をしてもさっぱりさせることはできない。窓から風が時速20マイルで吹き込んででもいなければ，ほこりだらけのカーペット，汚れた腰板，かびくさいカーテンや家具からはどうしても蒸れたような臭いがしてくるだろう。私はロンドンで贅沢な家具つきの大きな家に住んでいたことがあり，向かい合わせの窓がある高い天井の二部屋の常の住人は私だけであったのだが，そこは上に述べたように汚れた環境だったので，いくら窓を開けても室内のこの蒸れたような臭いをなくすことはできなかった。しかし，部屋からカーペットもカーテンも全部取り除いたところ，たちまちこの上もなくさっぱりとした部屋になった。ロンドンでは部屋を清潔に保つことができないというのはまったくばかげている。私たちの病院の多くはまったくその反対を示している。

　しかし現在の掃除の仕方では，ほこりは少しも取り除かれないし，追い出されることもない。この頃の掃除は，ドアや窓は閉めきったままで，ほこりを部屋のこちらから舞い上がらせてあちらに移しているにすぎない。あなたがこれをなんのためにするのか，私には考えられないことだ。

カーペットと家具の清潔

これではほこりは決して取り除かれていない

もしほこりをすっかり除去するのでないなら，むしろそのままにしておいたほうがずっとよい。なぜならば，部屋が部屋として存在しはじめたときから部屋でなくなるときまで，ほこりは微塵(みじん)たりともその居場所を実際に離れないからである。部屋を片づけるというのは今では，ある物をそれが置かれていてほこりがなかった場所から別のもっと汚れた場所に移し替えることでしかない*1。きれいにする目的でばたばたはたいてよいのは，絵とか紙でできた物だけである。新鮮な空気を愛するすべての者にとっての厄介者であるほこりを**除去する**ための私の知る唯一の方法は，すべての物を湿った布で拭くことである。そしてすべての家具は，湿った布で拭いても家具自体を傷めることのないようにつくられ，また，それを湿らせても他の物を傷めることがないようによく磨き上げられてあるべきだ。今のようなやり方で掃除をすることは，まさにほこりを部屋全体に一様に分散させることを意味する。

部屋はどのように**ほこりが取り除か**れているか

*1　もしあなたが，汚れた椅子あるいはソファーに清潔な衣類を広げておくことによって家具を清潔にしたいというのであれば，それは確かに一つの方法である。「部屋の整頓」と言われている朝の仕事を，私は長年の間，驚きの念を強めながらみてきたので，それがどういうことかを詳しく説明できる。前の晩からその「物」が置いてあって，その部分だけはほこりや油煙が比較的積もらずに済んだ椅子やテーブルやソファーから，かわりにほこりや油煙をかぶったみじめな「物」は別の椅子やテーブルやソファーの上に移されるが，そこはあなたが指で自分の名前を書けるほどにほこりや油煙におおわれている。そのために，今度はそれらの「物」の**ほこりのついていなかった面**も同じように汚れたり，あるいはほこりがついたりする。そこにメイドがはたきと呼ばれるもので，あらゆる物，あるいは自分の手の届く範囲にある物をはたく——ほこりは舞い上がり，今度はこの作戦前よりもずっと均等に全体に舞い下りる。部屋はこれで「整頓された」のである。

床について言えば，私が知る本当に清潔な唯一の床は，ほこりを取るために毎朝水拭きと乾拭きがされているベルリンの**ラッカー仕上げ**の床である。フランスの**寄木細工**は多少ほこりっぽいが，私たちの吸収性のある床よりは，清潔さと健康によいという点ではるかにすぐれている。

> 床

病室にとってはカーペットはおよそこれまでに考え出された最悪の手段だろう。もしあなたがカーペットを使わなければならないのであれば，唯一の安全な方法は，それを年に1回ではなく2〜3回取り外すことである。汚れたカーペットはまさに部屋を汚染する。病室に入ってくる人々の足が持ち込む大量の有機物がカーペットにいっぱい浸み込むに違いないことを考えれば，これは決して驚くべきことではない。

壁について言えば，最も悪いのは紙を張った壁で，その次に悪いのは漆喰壁である。しかし漆喰は，たびたび石灰塗料を塗ることによって直すことができる。壁紙はたびたび張り替える必要がある。光沢のある壁紙は多くの危険を取り除いてくれる。しかし，ふつうの寝室用壁紙は**あるまじき**壁紙である*2。

> 紙を張った壁，漆喰塗りの壁，油性ペンキ塗りの壁

換気と清潔の密接な関連がこのことに示されている。ふつうの軽い壁紙は，暖炉の煙突にアーノットの換気装置†1があれば，それがない場合よりも清潔がずっと長続きする

---

*2　病人や子どもに適した空気と適していない空気を比較することに感覚が慣れている人は，古い油性ペンキの部屋と古い壁紙の部屋の空気の違いを，他の条件が同じならば目隠しで当てることができると私は確信している。壁紙が古い部屋は，窓を全部開けていてもいつもかびくさいだろう。

†1　Arnott's ventilator　天井に近い高さのところで煙突のなかへ差し込むように取り付ける単純な換気扇。自然な温度差換気↗

> 油性ペンキ塗りの部屋と壁紙を張った部屋の空気は完全に嗅ぎ分けられる

X　部屋と壁の清潔

だろう。

現在ある最もよい壁は，油性ペンキのものである。この壁は，付着した動物の残骸を洗い落とすことができる[*3]。

こういう残骸が部屋をかびくさくする。

病室あるいは病棟につくることのできる最もよい壁は，まっ白で吸収性のないセメントかガラス，あるいは見た目に十分に美しくつくられている釉がけしたタイルである。

空気も水と同じように汚される。もしあなたが水のなかに息を吹き込めば，あなたの呼気にある動物性物質で水を汚すことになる。空気についても同じである。壁やカーペットに動物性発散物がいっぱいに浸み込んでいる部屋では，空気はいつも汚れている。

あなたが防がなければならない病室および病棟の清潔の欠如は三通りに起こり得る。

1. 下水からの発散物，汚い街路からの蒸発物，煙，燃料の燃えさし，わらくず，馬糞くずなどによって汚れた空気が外から入ってくる。

もし人々が家の外壁に無地あるいは模様のタイルを張れば，明るさ，清潔さ，乾燥状態，暖かさは，そして結局は経済面は計り知れないほど改善されるだろう。そうなれば，消火用ポンプを活用して家の外壁を効果的に洗えるだろう。この種の**壁**は，街の健康を向上させる道路の舗装に次ぐも

を促進する。激しい風のとき以外は羽は開いており，天井部の暖かい空気が絶えずそこから流れ出る。

[*3] もしあなたが，あなたの清潔なガウンやショールを壁の掛け釘に掛けることで，汚れたドアや壁の一部を拭き取ろうと言うのならば，それは確かに一つの方法であり，またよくあることでもあり，そして一般には寝室のドアあるいは壁をきれいにする唯一の方法である。

病室に最適な壁

外からの汚れた空気

家屋の外壁として最もよいもの

あなたの衣服を犠牲にして壁を清潔に保つ方法

のとなろう。

2．屋内からの汚れた空気，あなたが時々場所を変えているだけで決して除去していないほこりで汚れた空気。そしてこのことから，一つの必要条件と言うべきものが想起される。あなたの病室あるいは病棟のなかに出張り棚はできるだけつくらないこと。そしてどんな口実があろうとも，みえないところにはいっさい棚をつけないこと。そこにほこりが積もり，決して拭き取られることはないだろう。これは空気を汚す確実な方法である。そのうえ，あなたの部屋の住人からの動物性発散物が家具にたっぷり浸み込む。そして，あなたが家具の手入れをちゃんとしたことがないとなると，病室や病棟がかびくさくないはずがない。あなたの気の向くときだけ換気するのでは，部屋は決して気持よくはならない。そのうえ，磨き上げたあるいは光沢のあるもの以外では，いわゆる**劣化**が常に進んでいる。例えば，ある種の緑色の紙の着色には砒素が用いられている。そこで，この種の緑の紙が張ってある部屋には，そこに沈んでいるほこりからさえも砒素がはっきりと検出されている。これであなたは，あなたのところのほこりが無害どころではないことがわかるだろう。それでもあなたはこのようなほこりを，棚の上に何カ月も，部屋のなかには永久に溜め込んでおくのだろう。

さらに，炉の火は石炭の粉を室内に充満させる。

3．カーペットから上がる汚れた空気。とくに，外から入ってくる人の足によってカーペットに残された動物性の汚れがそのままにならないように注意しなさい。床も木目が平らに充填されて磨き上げられているのでなければ，カーペットと同じに悪い。学校の教室や病棟の床に浸み込んだ

> 屋内からの汚れた空気

> カーペットからの汚れた空気

有機物質が，そこの湿気に含まれて上がってくるときの臭いは，そこで進行している危害を私たちに警告するに十分なほどである。

さて，屋外の空気は，衛生の改善と煙を出さないことによってのみ清潔に保つことができる。屋外の空気をよくするというただ一つの改善が節約するであろう石鹸の費用は莫大である。

屋内の空気は，上に述べたような方法による過剰なまでの注意によってのみ清潔に保つことができる——壁，カーペット，家具，棚その他のものから有機物とほこりを除去すること——ほこりも大部分はこの有機物質——これがすべてのものに浸み込んでいて，それが実際には部屋をかびくさくする張本人である。

清潔でなければ，換気の効果は十分には得られない。換気をしなければ，完全な清潔は得られない。

どんな階級の人であれ，病室には最高の清潔さが要求されることをいくらかでも理解している人は非常に少ない。と言うのも，私が述べたことの大部分は，病院よりも個人の家の病室によくあてはまることだからである。煙を出している煙突，ほこりだらけの家具，一日に一度しか空にされない便器が，非常に立派な個人の家においても病人が吸う空気を常に不潔なものにしていることが多い。

健康な人には，自分たちにとっては辛抱強く「我慢」すべきちょっとした不便なことが，病人にとっては実際に死を早めるまでにはならなくとも回復を遅らせる苦しみの根源となることを忘れてしまうという奇妙な癖がある。健康な人は同じ部屋に長くても8時間以上続けていることはめったにない。たとえ2～3分間であっても，彼らはいつで

改善法

も気分転換ができる。たとえそこに8時間いるとしても，彼らはその間に自分の姿勢を変えるとか，部屋のなかでの居場所を変えることができる。しかし，自分のベッドから離れることのない病人は，自分自身の動きで自分のまわりの空気や光，暖かさを変えることはできないし，自分で静寂を得ることもできなければ，煙や臭い，あるいはほこりから逃れることもできない。あなたにとっては取るに足らないようなことによって，病人は本当に悪くなったり元気をなくしてしまったりする。

「治せないものは我慢しなければならない」とは，看護師にとってこれまでにつくられた最も悪く最も危険な格言である。看護師の心のなかでは，忍耐と諦めとは不注意あるいは無関心と同じ言葉であり，それをもし看護師自身に関して言うのであれば卑(いや)しむべきことであり，もし患者に関して言うのであれば責められるべきことである。

XI 身体の清潔

皮膚を通して入る毒

　ほとんどすべての病気において，皮膚のはたらきは多少なりとも不調になり，多くの非常に重大な病気の場合，排泄はそのほとんどが皮膚を通して行われる。これは子どもの場合にとくにそうである。しかし皮膚からの排泄物は，洗うか衣服によって除去されないかぎり，そこにとどまっている。看護師は皆この事実を常に念頭に置くべきである。なぜならば，もし看護師が病人の身体を洗わないでいたり，汗その他の排泄物がたっぷり浸み込んだ衣類を病人に着せたままにしておくと，その患者に，効きの遅い毒薬の一服を経口で投与するのと同じように効果的に，健康のための自然の作用を妨害しているのだ。皮膚から毒を入れることは，口から毒を入れることと同じに確実である——ただその作用が遅いだけである。

換気と皮膚の清潔は等しく重要

　病人が皮膚をていねいに洗って乾かしてもらったあとでどんなにほっとして心地よく感じているか，それは病床で最もよく観察されることの一つである。しかし忘れられてはならないのは，こうして得られたのは心地よさと安堵だけではないことである。事実それは，今まで彼らの生命力を抑圧していた何かが取り除かれたことで，それが解放されたということの表れに他ならない。したがって看護師は，身体の清潔から患者が得るものはささやかな安堵にすぎないからそれは後回しにしてもいっこうにかまわないという口実のもとに，この世話を先に延ばすことがあってはなら

ない。

　よく管理されたすべての病院においては，この世話がよくされていて当然であり，だいたいはよく行われている。しかし在宅の病人についてはこれは，だいたいにおいておろそかにされている。

　肺や皮膚から発する病気に特有の臭気を除くために，病人のまわりは風通しをよくしておくことによって空気を入れ換えることが必要であるのと同時に，皮膚の腺孔が排泄物でふさがれていないようにすることが必要である。換気も皮膚の清潔も，その目的とするところはほぼ同じ――すなわち身体から有害なものをできるだけ早く除去することである。

　皮膚を海綿で拭いたり，洗ったり，清めたりのすべての作業では，あまり広い範囲を一度に露出して発汗を止めることがないようにする注意がはらわれるべきである。発汗が止められるとその有害物が別の形で再生するだろう。

　病人の身体を洗うさまざまな方法をここで具体的に述べる必要はない――どの方法を取るかは医師が言うべきであるからなおさらである。

　ある型の下痢や赤痢その他で皮膚が硬くがさついている場合，カリ石鹼[†1]をたっぷり使って身体を洗うことによって得られる解放感は計り知れない。その他の場合は，まず石鹼を溶かした微温湯を含ませた海綿で拭き，次は微温湯を含ませて拭き，そして熱いタオルで乾かすことが指示さ

[†1] soft soap　油脂を苛性ソーダとではなく苛性カリと化合させてつくる石鹼。軟石鹼。水分が多く，水に溶けやすい。ソーダ類が大量に製造される以前は灰汁(あく)が使われていたので，石鹼はすべてカリ石鹼であった。

れるだろう。

　看護師は皆，日中は頻繁に手洗いをするよう気をつけるべきである。顔もそうすればなおよい。

　単に清潔であるというだけの清潔に関して一言言っておく。

<small>皮膚を蒸してこする</small>

　石鹸を使わずに水で洗った場合，石鹸を使って水で洗った場合，そして石鹸を使って熱い湯で洗った場合の水の汚れを比べなさい。第一の場合はほとんど汚れが落ちていなくて，第二の場合は少しは落ちていて，第三の場合はずっとよく落ちていることがわかるだろう。しかし，熱い湯を入れたコップの上にあなたの手を1～2分間かざすと，指でこするだけで汚れあるいは皮膚の垢をぼろぼろ落とすことができるだろう。蒸気浴をすれば，あなたはこのようにして全身を一皮むいてきれいになれるだろう。私が言いたいのは，水で洗ったり海綿拭きしただけではあなたは皮膚を本当に清潔にしてはいないということだ。目の粗いタオルをもって，その一端をごく熱い湯——そこにアルコールを少し加えるとより効果的だろう——に浸す。そしてそのタオルを指で皮膚のなかに擦り込むつもりでこすりなさい。出てくる黒い垢は，あなたがどんなにたくさんの石鹸と水を使っていても，まだ清潔ではなかったことをあなたに納得させるだろう。取り除かなければならないのはこれらの垢である。そして，浴槽と石鹸と海綿とが全部揃っていながらこすらない場合よりも，大きなコップ1杯の熱い湯と目の粗いタオルでこするほうが，あなたは自分を本当に清潔に保つことができる。汚れている人がいても当たり前という言い草はまったく無意味である。長い航海中，洗面器1杯の水もままならず，患者たちを段ベッドから下ろすこ

ともできなかったときでも，これらの方法によって家庭にある用具類すべてが手元に揃っていたかのように彼らは清潔に保たれていた。

　しかしながら，多量の水で洗うことには，単に清潔であるだけではない，まったく別の効果がある。皮膚は水分を吸収し，柔らかくなって汗をよく出すようになる。したがって，石鹼と軟水で洗うことは，清潔という観点外からも望ましい。

XII 希望や助言を気楽に言う

病人に助言する

病人から助言者たちへ。

「私に助言する人たち！　彼らの名はレギオン[†1]。どういうわけか，すべての男，女，子どもそれぞれが私に助言をする特権を特別に与えられていると考えること，それは言わば一つの普遍的宿命の一条項であるようだ。なぜだ？　私が知りたいのはまさにそこなのだ」。これこそ私が彼らに言わねばならないことだ。私はこれまでに英国内外のあらゆる場所に行くようにとの助言を受けてきた——あらゆる種類の二輪馬車にでも四輪馬車にでも乗って，ありとあらゆる種類の運動をするとよい——そして，あるものならブランコ（！）もダンベル（！）さえも使って，これまでに考え出された興奮剤のあれもこれも飲むとよい，と。しかも，長い間私に付き添って私を**いちばんよく**知っている人たち，つまり医者たちが，旅行など論外だと宣言し，いかなる運動も禁止し，食べ物と飲み物を細かく規定していたのに，である。私に助言してくれる人たちは，もし彼らが医者だとして，患者である私が彼らの忠告に従わないで助言者の出まかせの言葉に従ったとしたら，なんと言うだろうか。しかしレギオンの頭のなかの奇妙なところは，誰もが同じことをしているとは思いもしないし，患者である私がまっ

---

†1　Legion, legion　古代ローマに60ほどあった軍団。1軍団に5,000人余もの兵士がいたことから「大勢」を意味する言葉となる。

たくの自己防衛から「とても我慢できません」とロザリンド[†2]ふうに**言わざるを得ない**ことにまったく気づかないのだ。

「希望や助言を気楽に言う」とはおかしな見出しにみえるかもしれない。しかし私は実際，病人が耐え忍ばねばならないものとして，彼らの友人たちが言うどうしようもない安易な希望ほど苦痛なものは他にないと思う。私の広範囲で長期にわたる実際の経験から，他の人や私自身が病気であった間に観察した習慣でこれほど悪い影響を及ぼすと私が断言できるものは他にない。病人のすべての友人，見舞客および付添人に，私は真剣に訴える。病人の危険な状態を軽く見なしたり，彼らの回復の見込みを誇張することによって病人を「元気づけ」ようとする習慣はやめてほしい。

自分自身の状態について聞きたいと本当に望む病人には，医者が真実を告げることが現在では以前よりもずっと多くなっている。

病人の主治医が聴診器を用い，脈や舌その他を調べるというあらゆる手だてを利用して診断し，そしてたぶん長年にわたる観察，それも病人を見舞った友人ができただろうよりもはるかに十分な観察の末に述べた意見よりも，その友人（たとえ彼が医者であっても）が病人をざっと観察したあとで言う意見のほうが病人にとって重きをなすだろうと考えることは，どう大目にみても非常に愚かしいことである。

病人に常識があるとして――のんきな見舞客の「調子のよい」意見が，それが意見と呼べるものであればの話だが，経験を積んだ医者の意見と異なっているのに，どうして病

> 希望を気楽に言うのは病人の命取り

[†2] シェイクスピアの『お気に召すまま』のヒロイン。直情的で機智に富む。

人を「元気」づけることができようか。医者の意見が間違っていることも実際によくあるのは無論である。しかし，間違いが多そうなのはどちらだろうか。

<small>患者は自分について語りたがらない</small>

実際のところ患者*¹は，これらの悪気はないがうんざりさせられる友人たちによっては少しも「元気づけられる」ことはない。それどころか，患者は気を滅入らせ疲れ果ててしまう。一方，もし患者が，レギオンという名のこの大勢の陰謀団の一人一人に，自分がなぜ皆と同じには考えな

<small>最も思慮のある人々が病人のためを思ってするありふれた会話のなかでなされるばかげた統計上の比較</small>

*1 初めてのお産の場合のように，おびえて苦しんでいる産婦に医者や経験を積んだ看護師が，なんの異常もないですよ，2〜3時間の痛みだから，こわがることはありませんよと言って安心させる，それが，彼女をいちばん元気づけるといった場合はもちろんある。これはまったく別の種類の助言である。これは，経験からまったくの未経験への助言である。しかし私たちがここで問題にしている助言とは，未経験からつらい経験への助言であり，その話の内容はだいたいにおいて，熱病から回復したどこかの誰かを知っている誰かがいた，だから**あなたは私**の肺結核も治ると思っている，という程度のものだ。

　ある医者が自分の診ていた患者が気の毒にも回復しなかったということで非難されたという話を聞いたが，それはなぜかと言うと，別の医者にかかっていた患者で性別も年齢も**異なる**患者が，**異なる**場所で異なる病気から回復したからだった。これは本当の話である。こういう比較をする人たちが，比較がなんらかの価値をもつためにはどんなに注意深く正確になされるべきもの（そしてなされている）かを知ってさえいたならば（彼らは知ろうとさえしないのだ），彼らはもっと口を慎むだろう。ある病院の死亡件数を別の病院の死亡件数と比較するにあたっては，すべての患者の年齢，性別，病名をはっきり示していない統計はすべて，当然ながらまったく価値がないと考えられる。こんなことをわざわざ指摘する必要はないと思われる。水腫症の男の老人と肺結核の若い女性との間に比較は成立し得ないことは言うまでもないと思われる。ところが，世にも賢い男たちや世にも賢い女たちが，性別，年齢，病名，場所といった，実際その問題にとって欠くことのできないあらゆる条件をまったく無視してこのような比較をしているのをよく耳にする。これではただの**ゴシップ**にすぎない。

のか——どういう点で自分の症状がもっと悪いのか——皆のまったく知らないどんな症状があるのか——を一生懸命話していると，彼は「元気づけられる」どころか疲れてしまい，彼の注意はもっぱら自分自身に向けられる。一般に，本当に具合の悪い患者は自分についてあまり話したがらない。心気症の患者は話したがるが，前にも断ったようにここでは心気症の患者には言及しない。

　他方，よく見かける場面だが，もし患者が自分自身についての会話から少しでも早く逃れたいがために，シェイクスピア流に「おお！」「ああ！」「さあ！」「本当に！」という言葉しか発しないときは，患者は思いやりの欠如のために塞ぎ込んでいるのだ。彼は友人たちに囲まれながら孤立していると感じる。彼は，このばかばかしい希望や元気づけの言葉のシャワーを自分の頭上から浴びることなしに，気どらず率直に話せる人，そして，「神の御意であと20年の生命があなたに与えられますように」とか，「これからが働きざかりですよ」と言い張ったりしない人で，自分の願望や方針を話せる人，そんな人が一人でもいればどんなに楽だろうと思う。伝記や医学論文に記されている事例の終わりに，「Aは長らく患ったのち，思っていたより急に死んだ」あるいは「彼自身にとっても他の人たちにとっても思いもよらないことに」とあるのをみることがなんと多いことか。よくみなかったためにみえなかった他の人たちにとっては「思いもよらない」ことであったかもしれない。しかし，「彼自身にとって思いもよらない」では決してない。私には，このような逸話についての内部的な証拠から，また同じような場合をみてきたことからも，次のように確信する資格があると思う。すなわち，Aが死ぬだろうと予期す

> 患者のためにと述べられるばかばかしい慰め

XII　希望や助言を気楽に言う　　117

る理由は十分あったし，彼はそれを知っていたのだが，彼は彼自身が知っていることを友人たちに力説してもむだだとわかっていたのだ。

　私はこれらの意見を，急速に終焉する急性患者や「神経性の」患者について言っているのではない。

　急性患者の場合，自分自身の危険への関心はほとんど感じない。小説であれ伝記であれ，フィクションの作品にあってはこれらの臨終はだいたいにおいて，知性の清澄さのなかの神々しいまでのものとして描写されている。悲しいことに数多い臨終の場での私の経験から言えるのは，そのような場面はほとんどあるいはまったくみたことがないということだけだ。肉体上の苦しみに関すること，あるいは死を迎えようとしている人がやり遂げておきたいと思うなんらかの仕事に関することを除いては，無関心が最もふつうの状態である。

　他方，「神経性の患者」は，架空の危険を自分で思い描いたり他人に説明するのを楽しんでいる。

　しかし，長い慢性病の患者，自分自身をわかりすぎていて，主治医からは二度と活動的な生活を送ることはないだろうと告げられている患者，毎月，前の月にできていたことのうち何かを諦めなければならないと感じている患者——ああ，どうかそのような病人に向かっての希望のむだ口は慎んでもらいたい。あなたが彼らをどんなにいらいらさせ疲れさせるかがあなたにはわかっていない。このような本当の病人は，自分自身についての話をすること，そしてましてや彼らがまったく期待もできないことに望みをかけることが耐えられないのだ。

　このような病人にやたらに浴びせられるあらゆる助言，

いわく，ある職業を辞めてしまえば，いわく，他の医者に診てもらったら，さらには転宅，転地をしたら，あるいは他の錠剤，散薬，特効薬を試してみたら，といったすべての助言にしてもそうである。私はその無定見さについては言うべき言葉を知らない。そういう助言者は，病人に向かって，主治医の予後の診断を信じてはならない，なぜならば，「医者たちはいつも間違っている」からだ，しかし，どこそこの医者は信じてもよい，なぜならば，「こちらの医者はいつも正しい」からだ，と熱心に主張する。こういう助言をする人たちはまた決まって，病人に今の仕事を辞めるように勧める一方で，新しい仕事口を持ってくる輩でもある。

　ふつうの人や医者も含めた友人たちが，病室に入ってきては患者にあれこれするように勧めて彼を悩ませる，その厚かましさのなんと驚くべきことか。しかも彼らは，ある人に対して彼が脚を骨折しているのを知らずに運動するよう勧めるのと同じように，自分たちが患者に勧めていることが彼に可能なことなのか，あるいは彼にとって安全なのかさえもほとんど知識がないのである。**患者の友人**がもし医者だったとして，患者がその友人に，**他の**友人がその前に来たからと言って，また，この人はこれをするように言い，あの人はあれをするように言い，何も言わなかった人はいなかったからと言って，**友人である医者**の指示を無視して他の人の助言に従うようなことをすれば，その友人は何と言うだろうか。しかし人々はこのことを思ってもみない。

　ある有名な歴史上の人物は，ある非凡な決断を実行に移そうとしていた直前の6カ月間，周囲にいる誰もからひっ

病人に助言する人たちの驚くべき厚かましさ

助言する人は今も200年昔と同じ

XII　希望や助言を気楽に言う　　119

きりなしに同じような言葉でつまらないことを言われたと述べている。この人物はこれらに対して，いつも同じ返答，つまり，このような決断が十分な事前の考慮なしに下されたとは思ってくれるな，と言うのが最も面倒がないことがわかったと言っている。あらゆる友人あるいは知人から何年もの間，毎日のように手紙あるいは口頭でこの種の苦しみを与えられながらも耐えている患者たちに，私はこれと同じ返答をするよう勧めたい。このような友人知人たちが，患者はそのような忠告をこれまでに少なくとも50回は耳にしてきたであろうこと，そしてもしそれが実行できることであったのならとうの昔に実行されていたであろうことを一瞬でも考えれば，こんな返答はしなくて済むだろう。しかし，このような考慮がはらわれる望みはないように思える。人々がこういうことに関しては200～300年前とまったく同じというのは，真実とは言え，なんと奇妙なことだろう。

このような病人たちがその晩年によくみせる，仕事への熱心でひたむきな，そして忠実な傾倒ぶりに対して，これらのつまらない言葉がなすりつけていった汚れは，果実がたわわな陽当たりのよい南側の庭塀に見える，かたつむりが這ったあとの光った筋を私に思い起こさせる。

病人に与えられる助言はまがいもの

ありとあらゆるまがいもののなかで，病人に浴びせられる助言ほど不誠実なものはない。それに対して病人が何を言おうと無益である。なぜならば，助言者たちが望んでいるのは患者の状態について本当のことを知ることではなく，病人が言うことすべてを自分の主張の裏づけにすりかえることである。くり返して言っておくが，その意見は患者の本当の状態については一言も尋ねもせずに述べられた

ものである。「しかし私がこのようなことをお尋ねするのは差し出がましく無作法なことでしょうから」と助言者は言う。まことにそのとおり，しかしそれにもまして差し出がましいのは，あなたが真実について何も知り得ず，それを詳しく尋ねるわけにはいかないと自分で認めながらも，なお人に助言を与えるということのほうである。

　私は看護師たちに言っておく——こういう見舞客こそがあなたの患者に害を与える。あなたの患者が次のように言われているのを聞くとき——1. 彼にはどこも悪いところがない，元気づけが必要なのだ，2. 彼は自分で自分の命を縮めている，そしてそれを止めてもらいたがっている，3. 彼はある目的のために彼を利用する誰かの道具になっている，4. 彼は誰の言うことにも耳を貸さないで，自分自身のやり方をかたくなに守っている，5. 彼に義務感を認識させるべきであり，彼は神の摂理に直面して逃げている——あなたの患者は見舞客から受け得るありとあらゆる損傷を受けていると知りなさい。

　病気の本当の苦しみはほとんど知られていないし，あるいは理解されてもいない。健康な人は，**女性**でさえも，病人の身になって考えることがなんと少ないことか。

　病人のまわりにいるあなたがた，あるいは病人を見舞うあなたがたは，病人に楽しみを与えるようぜひ努めなさい，彼らを楽しませるようなことをぜひ彼らに話して聞かせなさい。自分自身の心配ごとに心を奪われていて，病人のために記憶と想像力をはたらかせる努力をまったくしない見舞客をあなたが病室に案内したようなときに，病人が彼自身の想像力と記憶を駆使してその会話を全部自分で運ばなければならない，という場合がなんと多いことか。「あら

病人に楽しみを与える方法

XII　希望や助言を気楽に言う　　121

まあ，いろいろ考えることがあって，あの方にあのことをお知らせするのをすっかり忘れていました。それに，あの方はそのうちそれをお知りになるだろうと思ったものですから」と見舞客が別の友人に言う。いったいどうして「あの方がそれをお知りになる」ことができようか。このようなことを言う人たちは「考えること」などほとんどもたない人たちだと思って間違いない。仕事を山ほどかかえていながら，頭のなかには「病人」に話すべきことをいっぱい整理して詰め込んだ引き出しがいつも用意できている人も多い。

　病人にあなたの心配ごとを話すなとは私は言わない——それは病人にとってもよいことだし，あなたにとってもよいことだと私は考える。しかし，あなたが心配なことを病人に話すなら，楽しいことも彼に聞かせることを忘れないようにきっとできるはずだ。

　病人は，よいニュースを聞くのをとても喜ぶ。例えば，恋愛から求婚まで，その進行中からうれしい結果にいたるまでである。もし結婚式がいつあるかだけを彼に伝えたのでは，ただでさえ楽しみの少ない病人はせっかくの楽しみの半分を失う。しかしあなたが話してきたのは十中八九，あいにくに終わった誰かの求愛のことである。

　病人はまた，**有形の善**，つまり正義が明白にあるいは実際に成功した話を聞くことを大変喜ぶ。彼は原理や教訓，理論についての本や小説はたくさんもっている。彼が今までに50回以上は聞いてきたような助言を与えるかわりに，実際によい結果をもたらした慈善の行為を一つ彼にぜひ話して聞かせなさい——それは彼に一日の健康を与えるに等しい[*2]。

　考える力は衰えていないが行動する力がほとんどなくな

っている病人が，自分がもはやそれに参加できない実際的な善行の話をどんなに聞きたがっているか，それはあなたには想像もつかないほどである。

　病人についてこれらのことをよく観察しなさい。失望して不足のところの多い病人にとって，彼らの生活がどんなものであるかを思いなさい。悲しい失望をかかえてそこに臥せっている患者，そしてそれから逃れるには死以外にないという彼らを目の前にしながら，あなたは彼らにそれなりの楽しみ，あるいはせめて1時間の気散じとなるようなことを話して聞かせることも思いつかないという法はない。

　病人はあなたに，彼らとともに悲しみめそめそしてほしいとは思っていない。彼らはあなたが生き生きとして活発で，興味深げであってほしいと思っているのだが，うわの空という態度には耐えられないし，会う人の誰からも受ける忠告や説教には，たとえそれが誰からであろうともうんざりさせられている。

　赤ん坊と病人，互いにこれほどよい関係はない。一緒にいることがどちらにも迷惑にならないように，もちろんあなたが世話しなければならないが，それは十分に可能である。もしあなたが「病室の空気」が赤ん坊に悪いと思うなら，当然それは病人にとっても悪いのであり，したがって，あなたはもちろんそれを双方のためによくするだろう。病人が「赤ちゃん」をみることは，その精神状態全体を生き生きさせる。そして幼い子どもは，甘やかされていなければ，

---

*2　小型の愛玩用動物は，病人，とくに慢性疾患の病人にとってはとてもよい連れなのだ。籠のなかの1羽の小鳥は時として，長年同じ部屋にずっと臥せっている病人の唯一の楽しみである。彼がもし自分でその動物に餌をやり，手入れをすることができるのであれば，ぜひそうするよういつも励ますとよい。

XII　希望や助言を気楽に言う

そして共に過ごす時間があまり長くなければ，だいたいにおいて病人の流儀に驚くほどよく適応するだろう。

　病気の人たちが理由のある苦しみをどれほど不当に苦しんでいるかをもしあなたが知ったならば，あなたはこれらのことすべてにもっと気を配るようになるだろう。病人のベッドの上に置かれた赤ん坊は，あなたが並べるもっともな理屈よりも，このように苦しんでいる病人にとっては大きな慰めとなるだろう。ちょっとしたよい知らせも同じである。たぶんあなたは彼を「じゃまする」ことを恐れているのだろう。彼の今の苦しみの原因を和らげることはできないとあなたは言う。それはまったくもっともなことだ。ではどこで区別するかと言えば，もし彼に何かしなければならないことがあるのなら，考えるべき他の問題を持ち込んで今，彼を「じゃまする」のはいけないのであり，彼がしたいことをするよう助けてあげなさい。しかし彼がそのことを**済ませた**ならば，あるいは何も**できること**がないのであれば，そのときはなんとしてでも彼を「じゃま」しなさい。彼に「うわさ」を聞かせたり，「赤ちゃん」をみせたり，あるいは考えたりみたりする何か新しいものを彼に与えることによって，あなたはありとあらゆる理屈を並べるよりもはるかに効果的に，当然の理由による不当な苦しみを緩和することになろう。

　病人にとっては事の**重要性の軽重**はないという点で子どもと似ているとはよく言い得ている。そこで，見舞いに行くあなたのなすべきことは，彼らが正しい比較ができるようにすること——すなわち，世のなかの人がどんなことをしているかを彼らに知らせることである。それがなければ彼らはどうしてそれがわかるだろうか。この点においては，

彼らは子どもたちよりもずっと納得が早いことにあなたは気づくだろう。そして，不親切や同情の欠如その他に起因している彼らの不当な苦しみは，大きな世の中の出来事への彼らの生き生きとした関心に押されて消えていくことにあなたは気づくだろう。しかしこのとき，あなたは彼らにゴシップではなくまじめな関心を与えることができなければならない。

註記 このところ，残念ながら日ごとに広がっている新しい2種類の患者がある。とくにそれは富裕な階級の女性に多く，今まで述べてきたすべてのことは，彼らにはまったくあてはまらない。1. 何もしないことの言い訳に健康をあげ，と同時に，何もできないということが彼らの唯一の悲しみだと言う人たち。2. 楽しい遊びにうつつを抜かすあまり自ら健康を害した人たちで，非常に不幸なことにその遊びを彼らとその友人たちは知的活動と呼んできた。第一の部類の人たちによく与えられる「無為に過ごせ」という忠告――あるいは第二の部類の人たちの「勇気」に手向けられる賞賛，これらが与える害ほど重大なものを私は他に知らない。

> 現世代に特有な新しい2種類の患者

XII 希望や助言を気楽に言う

XIII 病人の観察

あの方はよくなっていますか？ という質問はなんの役にたつのか

「あの方はよくなっていますか？ という質問ほどばかげた，あるいはよくされる質問は他にない。これはどうぞ医師に尋ねてもらいたい。あなたがこの質問に対して本当の答えを望むのなら，他の誰にこのことを尋ねようというのか。たまたま来た面会人ではないはずだ。看護師の観察力がほとんど発揮されていない現状では，看護師でもないはずだ。あなたが求めているのは意見ではなくて事実である——患者がよくなっているか悪くなっているかについては，いつも患者を診ている医師か，あるいは本当によく観察している看護師を除いては，他の誰が少しでも有用な意見をもち得るだろうか。

　看護師に与えることのできる最も重要で実際的な知恵，それは，何を観察したらよいか——どのように観察したらよいか——どのような症状が状態の改善を示すものか——その反対は何か——どんな症状が重要か——どんな症状が重要でないか——どのようなことが怠慢を示す証拠か——それはどんな種類の怠慢か——を教えることである。

　これらすべてのことが，あらゆる看護師の訓練の一部，それも不可欠の一部となるべきである。現在のところは，職業看護師であれ非職業看護師であれ，彼らが付き添う病人がよくなっているのか悪くなっているのかさえ本当によく知っている看護師がなんと少ないことか。

　乱発されるあの質問，「あの方はよくなっていますか？」

への答えとして質問者が受け取る情報のあいまいさと不正確さは，それが苦しまぎれでないとしたらこっけいである。（病気についての知識の現状での）唯一のまともな答えは，「どうして私が知ることができましょうか。私がお傍にいなかった間，ご病人がどうであったか私にはわかりません」となろう。

　私が聞いた友人や看護師による答えのほんの二，三例をここに記録することができる*1。これらの言葉は，患者のベッドサイドにいた医師や外科医に受け入れられていた

---

*1　真実を話すということは，人々がふつうに考えているよりもずっと困難なことだ。**単純**観察の不足があり，また**複合**観察，すなわち想像力を組み入れた観察の不足もある。両者とも同じように真実を伝えるつもりなのだろう。最初の人の情報は単に不完全なだけである。2番目の人の情報はもっとずっと危険である。最初の人は，彼の目の前にたぶん何年間もあった物について問われた質問に，非常に不完全な情報を与えるか，あるいは自分は知らないと答える。彼は観察したことがなかったのだ。そして人々は彼を単に間抜けだと思う。

　2番目の人もほとんど観察はしていないのだが，想像力がただちに入り込んできて，彼はすべてのことを想像力からだけ説明し，その間，彼はそれをみたか聞いたかしたと完全に思い込んでいる。あるいは，彼はある会話をあたかも彼に向けて言われた情報であるかのように全部くり返すであろうが，それは彼自身が誰か他の人に言ったことにすぎないのだ。これが最もふつうである。この人たちは自分たちが観察して**いなかった**ということに気づいてさえいないし，自分たちが忘れてしまったということを思い出しもしない。

　裁判所は，誰でもその意思さえあれば「すべての真実，そして真実のみ」を話すことができると考えているようである。「すべての真実」を話し，「真実のみ」を言うためには，観察と記憶を組み合わせたいくつもの能力が必要である。

　「あたしゃ，ちょっとした嘘なぞいくらでも言うさ，だけど嘘だってこと，人から言われるまで全然知らなかったんだからね，ほんとだよ，おじょうさん」と現に言った人がいた。これは，ほとんどの人が考えもしないほどこのことが広くあてはまる↗

が，当の患者はその一語一語に反論できたであろうにそうはしなかった——それは，ある場合は優しさから，多くの場合は内気なため，そしてもっと多くの場合は，疲労のためからであった。

「排便は何回でしたか，看護師さん」「1回です，先生」。これはだいたいが，便器はそれまでにたぶん7〜8回は使われていたのだが，空にされたのが1回だけだったことを意味する。

「患者は6週間前よりもかなり衰弱していると思いますか？」「いいえ，そんなことはありません。起き上がって服を着られるようになってずいぶん経ちますし，今では部屋の向こうまで歩けます」。この意味は，患者は6週間前にはベッド上で起き上がって何か一生懸命していたが，今では何もせずにじっと横になっていること，そして患者は「部屋の向こうまで歩く」ことはできても5秒も立ってはいられないこと，それをこの看護師は観察していなかったとい

＼その一つの場合である。

　最終的な証明としてしばしば引用される証言の一致は，よく観察もせずに想像でものを言う人と付き合い慣れている人にはよく知られているように，1人の人間が自分の作り話を何度も何度も話したということを証明するにすぎないだろう。

　13人が14番目の人，じつはベッドを一度も離れたことのないその人が，毎朝7時に離れたところにあるチャペルに行っていたと，揃って言明するのを私は聞いたことがある。

　この上もなく誠実な人たちが，彼らが住む家で一度も食事をしたことがない人のことを，毎日その家に食事をしに来ていたと言明したり，聖餐式(せいさん)でその人の横でひざまずいたことが少なくとも二度はある人たちが，その人は一度も聖餐を受けたことがないと言ったり，あるいは，病院の給食室から出される食事は一日に3〜5回，時には6回もあることを彼らは6週間もみていたのに，給食室から食事は一日1回しか来ないと言ったりするのを私は聞いている。このような例は，もし必要ならば**際限なく**あげることができる。

うことである。

　別の患者で，食欲があり，ゆっくりながら熱病から回復もしてきてはいるが，まだ歩いたり立っていたりはできない人は，少しも改善していないと医師には報告される。

　患者に向かってあるいは患者について最近（しかしあまりにもよく）なされる質問もまた，質問された人がたとえ話すべきあらゆる情報をもっていたとしても，患者についての情報をほとんど何も得ることにはならないだろう。質問は一般に誘導的であるし，質問をする前にその質問に対する答えがどういうものとなるかを人々が決して考えてもみないのは不思議だ。例えば，「患者は夜よく眠れたか」という質問。ある患者は，途中で目を覚ますことなく 10 時間眠らなければよく眠れなかったと考えるだろう。ところが時々うとうとでも眠れれば眠れなかったとは思わない患者もいる。ある 2 人の患者について同じ答えが実際になされていた──その一人は 24 時間を 5 日続けて一睡もできずそのために死ぬほどの思いをした人，もう一人はいつもは目を覚ますことなく熟睡するのにそれができなかったという人であった。「○○さんは何時間眠りましたか，それは夜の何時から何時まででしたか」という聞き方がどうしてできないのだろうか*2。そうすれば，「私は一晩中少しも眠れませんでした」というような，その人がまったく眠らなかったときだけでなく何時間か眠ったときにも返される答えは

> 誘導的な質問は役にたたないあるいは誤解を招く

---

*2　これは重要なことである。なぜならば，これによってどのような救済策を取るかが決まるからだ。もし患者が宵のうちに 2 〜 3 時間眠ってそのあとはもうまったく眠れないのであれば，彼が求めているのは催眠薬ではなくて食物あるいは何かの刺激，あるいはおそらく暖かさだけかもしれない。他方，彼が一晩中目を覚ましていて朝になってうとうとしたのであれば，彼は↗

少なくなるだろう。嘘の答えは，それが意図的であろうとなかろうと，明確な質問の場合のほうが誘導的な質問の場合よりもずっと少なくなる。もう一つのよくする間違いは，ある一つの原因がまだ続いているのではないかとだけ尋ねて，それ以外の数多くの原因によって生じたかもしれない影響があるのではないかを**尋ねない**ことである。例えば，昨晩は外の通りがうるさかったかどうかを尋ねたときなどがそうだ。もしうるさくなかったとなると，患者はそれで夜よく眠れたと片づけられてそう報告される。患者たちはこのような誘導的な質問にすっかりまごついてしまい，求められた情報だけ答えたのではきっと誤解されるとわかっていても，ついそのような答えをしてしまう。患者がおじけづいていることなどほとんど考慮されない。

　五つか六つの的を射た質問によって，その場の事情をすべて聞き出すことができ，患者の**状態**を正確に知り，報告することのできる人は非常に少ない。

不正確な情報を得る方法

　大きな診療所のある病院で働いている非常に頭のよい医師を私は知っていた。彼は患者の診察をするときにまず，「あなたの具合の悪いところに指をあててみせてください」と言うのであった。この人は看護師や患者から不正確な情報を集めることに自分の時間を決して浪費しなかった。誘導尋問は常に不正確な情報を集める。

　最近行われた有名な裁判において，次のような誘導尋問が9人の高名な医師に対して行われた。「あなたはこれらの

＼きっと鎮静作用のあるもの，すなわち，静かさ，冷気，あるいは内服薬，軽い食物のうちのどれか，あるいはこの四つをすべて必要としているのであろう。そのとき医師はこのことを知らされるべきである。そうでなければ彼は何を与えるべきかをどうして判断できようか。

徴候を毒物以外のものによると考えることができますか」。そして9人のうち8人が無条件に，「できません」と答えた。反対尋問の結果，次のことが明らかになった——1．彼らのうち誰一人として，中毒と推定されたこの種の患者を今までに診たことがなかった。2．彼らのうち誰一人として，もし毒物でないとしてこれを死因とすることのできる病気の患者を今までに診たことがなかった。3．彼らのうち誰一人として，これを死因とすることのできる病気と症状の最も重要な事実さえ知らなかった。

　誘導尋問がどんな役にたつか，そしてそれらがどこに行き着くかを証明するのに，これほど強力な引証は実際他にはあり得ない。

　誘導尋問のこのやり方のために，患者が死亡し，付添人はこの事態の重要性に事実気づいていなかったという例を私がどれほど知っているか，それはむしろ言わないでおこうと思う。

　不正確な情報を集めることにかけては人々が特殊な才能をもっていることを，睡眠以外のことについてもこと細かに説明してもむだである。食物に関しては，「食欲はいかがですか」という質問がよくされるが，これは，そう尋ねる相手の人には何も問題がないと信じている人でなければできない質問だ，と私はよく思うのだが，だいたいはそのとおりである。しかしその人に何かの問題があるときは，睡眠について述べたのと同じことがあてはまる。一日に固形物を2オンスも食べることのできない患者と，一日5回の食事をいつものようにはおいしく食べられないという患者についても，**同じ**答えがなされることが多いだろう。

　そしてまた，「食欲はいかがですか」という質問は，「消

> 患者が食べるものと食べないものについて

化の具合はどうですか」という意味でなされることが多い。食欲と消化は互いに影響し合うものであるのは確かだ。しかしこの二つはまったく別のことである。もしあなたが「患者の食欲をそそる」ことさえできれば，食べることはできるという患者は多い。しかしそのあとがうまくいかないのは，彼が食べたいと思っているものをあなたが彼に与えなかったためである。しかし，ぶどうでもかぶでもかまわないという患者も多い——彼にとってはどれも同じようにおいしくないのである。彼は自分のためになるものはなんでも食べようと努力するだろうが，どれもが「彼をいっそう悪くする」。これはだいたいにおいて調理法がよくないのだ。彼の「食欲」を「そそる」必要があるのではなくて，彼の消化力に負担をかけないようにする必要があるのだ。そしてよく調理された病人食は，消化力の負担を半減させるだろう。

　以下にあげる四つの異なる理由は，そのいずれもが，栄養不足から患者を徐々に餓死させるという同じ結果につながるものである。

　1．調理がよくない。
　2．食物の選択がよくない。
　3．食事時間の選択がよくない。
　4．患者の食欲がない。

　ところがこれらすべての理由が，この患者には「食欲がない」という一言で片づけられて了解されているのがふつうである。

　理由をもっと細かく区別していれば，きっと多くの生命が助かっていたであろう。なぜならば，理由が多様であれば改善策もそれだけ多様にあるからだ。第一の理由への改

善策は，上手に調理することである。第二については，他の食品を選ぶことである。第三については，患者が食べ物をいつ欲しがるかの時間を注意してみることである。第四については，患者の好むものをみせる，それも時々不意にみせることである。しかしこれらの改善策はどれも，それぞれに対応していない理由にはなんの役にもたたないだろう。

　これはいくらくり返しても言いすぎることはないのだが，患者はだいたいにおいてこれらのことに気がつくほどの元気がないか，あるいは気後れから話せないでいる。かと言って患者はそれらについて考えるよう強いられるべきではない。それは患者の注意をもっぱら患者自身に向けさせてしまうからだ。

　まったくのところ，看護師や友人が**そこにいる**のは，患者にかわってこれらのことに留意するためでないとしたら，いったいなんのためか*3。

　また，下痢していますか？　という質問も時々される。そしてその下痢がいずれコレラになりそうなときでも，軽率さが原因で起きた軽い下痢でその原因を除去すれば止まるだろうときでも，あるいは下痢はまったくしていなくて便がゆるいだけという場合でも，皆同じ答えがなされるだ

> 下痢について

＊3　看護師は患者の身体の負担を少なくするために傍についていると一般に考えられている。しかし私はむしろ，看護師は患者が自分一人で思案しなくて済むように傍についているべきだと言いたい。そして，もし患者が自分一人で思案しなくて済むようになれば，身体の負担がすべて取り除かれてはいなくても，彼がどれほど楽になるかは計り知れない。個人の家においてはたいていそれが逆である。病院においては，管理の行き届いた施設の規則のおかげで，患者はあらゆる心配から解放され，それが患者に非常によい結果をもたらしている。

> 患者の身体の負担を少なくすることよりも思案させないことのほうが大切

XIII　病人の観察

ろう。

　この種の例をいくらあげてもむだである。現在のように観察力がほとんど訓練されていない状態では，医師は患者の友人たちにはまったく**会わない**ほうがよいと私は確信する。彼らは医師の判断をむしろ誤らせることのほうが多い。そして多くの場合は，患者を実際よりよく言うのではなく悪く言って医師を誤らせる。

　幼児の場合，報告する義務を負う看護師あるいは母親の確かな観察に**すべて**を依存しなければならない。そしてこの正確さという条件が満たされることがなんとまれなことか。

確かなすばやい観察ができるようになる訓練法

　ある有名な人，とは言っても他愛もないことで名の知られた人だが，彼が私たちにこう話した。彼が自分の息子の教育の重要な目的の一つとしていることは，確かな観察の習慣を身につけさせ，知覚力を確実なものにするということであり，その目的に合わせて彼が用いた手段の一つは，次のことを1カ月間続けたことであった。父は息子を連れておもちゃ屋の前を足早に通り過ぎる。そしてそのとき目に入ったウインドウのなかの品物をできるだけたくさん互いに言い合ってそれを鉛筆で紙に書きとめ，それぞれの正確さを実証するために店に戻る。結果はいつも息子のほうがよくて，父親が30種類を書いたとすると息子は40種類を書いており，間違いもほとんどなかったという。

　これはもっと高度な対象について行っても非常に賢明な一つの教育になると私は常々思ってきた。そして看護という私たちの職業においてはこのこと自体，非常に重要なことである。すばやい確かな観察という習慣が身についていれば，それだけで私たちが役にたつ看護師になれるという

のではないけれど，それがなければ，どんなに献身的であっても私たちは役にたたないと言ってもよいだろう。

　私の知っているある看護師はいくつかの病棟の責任をもっていたが，彼女は一人一人の患者が自分で取り合わせて食べることを許されている食品のちょっとした相違の細かな部分を頭に入れていたばかりでなく，それぞれの患者がその日に何を食べたかまではっきり覚えていた。私の知っている別の看護師はたった一人の患者を世話していて，その患者がまったく手をつけなかった食事を来る日も来る日も下げていながら，そのことにまったく気がついていなかった。

　このようなことを紙片に鉛筆で書きつけておくことがあなたの助けになるというのであれば，ぜひどうぞそうなさい。それは記憶と観察を強化するよりは不十分なものにすることが多いと私は考える。しかしあなたがどんな方法でも観察の習慣を身につけることができないとなれば，あなたは看護師であることをやめてしまったほうがよい。なぜならば，あなたがどんなに親切で熱意があろうとも，看護はあなたの天職ではない。

　1オンス[†1]の固形食，1オンスの液体がどのくらいの量であるかは，あなたは少なくとも目で判断できるようになるはずである。これはあなたの観察と記憶にとって大いに助けとなるだろう。そうなるとあなたは，「Bは一日中何も食べなかった」とか，「Aにいつもと同じ夕食を出した」と思うかわりに，「Aは今日，彼の食膳の肉を約1オンス食べた」，「Bは約4分の1パイントのビーフティーを24時間に

---

†1　重さの単位の1オンス（oz.）は28.35 g。16オンスが1ポンド（lb.）。

3回飲んだ」と思うようになるだろう。

患者たちのぶどう酒や水薬をすべて目量りで，まるで計量コップを使ったように正確に計ることができて，しかも決して狂うことがなかった本当に昔気質の病院「シスター」たちを，私は何人か知っている。私はこのやり方を推奨するのではない。これは，それができるというよほどの自信がなければならない。ここで私がこの話をするわけは，もしある看護師が練習により目量りで水薬を計ることができるなら，その人は自分の患者がどのくらいの量（オンスで）の食物を食べたかを目量りで計れないはずはないからである*4。病院で食物を切り分ける役をしている人たちは，重さを計らないでもこの患者には12オンスの肉，この患者に

> 看護師には確かですばやい観察が不可欠

> 英国の女性は，綿密な観察ができる能力があるのにほとんどそれをしていない

*4　これはあまりにもおおざっぱな主張かもしれないし，確かに逆説のように聞こえる。しかし私が思うに，訓練を受ければすばやい確かな観察ができるようになるはずなのに実際にはそれがまったくできないという女性は，英国以外にはいないのではないか。フランスあるいはアイルランドの女性は直感がはたらきすぎて堅実な観察者にはなれない——ドイツ人は緩慢すぎて，英国の女性であればなれるようなすばやい観察者にはなれない。ところが英国の女性は，手仕事においては男性と同等の力をもっているけれども上手でしっかりした観察ができないから頼りにはならない，という非難を男性から面と向かって言われてきた。例えば調剤などの仕事に女性が用いられている国（その国の女性の平均的知性が英国の女性より決してすぐれているわけではない）においては，この女性たちがする仕事の責任を負っている男性たち（男の「使命」と女の「使命」についての理論づけをしているのではない）は，男より女の働きのほうが正確で注意深く，不注意から来る間違いの発生が少ないからよいと言っていた。

ところで，英国の女性も確かにここまでできる力量があるのだ。

私は，子どもの頃，誰かがある出来事の話をしているのを聞いたのを思い出す。その人が，「私の部屋からアンモニア水のびん」を取ってくるように2人の姪に言いつけた。ところが，

は6オンスの肉というように，それぞれ十分正確に与えている。ところが看護師が世話する患者のなかには，すべての食物を嫌い，よくなりたいという意欲をもてない人たちがままあって，彼らは看護師の目をごまかすために，皿に盛られたものをただかきまわしておくとか，スプーンをカップに突っ込んでおく。すると看護師は，自分が運んだのと同じ分量の食物が残っているのをみもしないでこれを下げ，医師には患者はいつものように食事を全部食べましたと告げるだろう。これは正確には，自分はいつものように

↘「メアリーのほうは身動きもできませんでした」と彼女は言った。「ファニーは走って行ってびんを取ってきましたが，それはアンモニア水ではありませんでしたし，それがあったのは私の部屋ではなかったのです」。

　この種のことは誰にでも日常よく起きる。ある女性が，窓の傍のテーブルの上にある新しく出た1冊の大きな赤い本を持ってくるように頼まれる。そして彼女が持ってくるのは，暖炉の傍の棚の上の5冊の小さな古い茶色の本である。しかも，それまでのたぶん1カ月間，彼女は毎日，「その部屋を整頓して」きており，彼女に少しでも観察力があれば，それらの本がその同じ場所にずっとあったことを毎日目にとめていたはずなのである。

　突然何かを求められるときは，ふだんからの観察がいっそう必要となる。もし「ファニー」が毎日「叔母の部屋」に入ったときにそこにある「アンモニア水のびん」に気づいていたならば，そのびんを突然求められたときに彼女はたぶんそれを見つけていただろう。

　不注意によるこれらの間違いには二つの原因がある。1．すばやい注意力の欠如。要求されたことのほんの一部しか耳に入っていない。2．観察する習慣の欠如。

　看護師に向けて付言したい。いつも同じ物は同じ場所に置くように心がけなさい。ある日何かを見つけてほしいと突然求められても，もしあなたの記憶力がそこにいつもある物を目にとめておくことを習慣としていなかったなら，あなたは気のせくあまり，あなた自身それをどこに置いたのか思い出せないだろう。

患者の食事を下げました，という意味だったはずである。

　いったいこれはどういう看護師であろうか。

　話は変わるが，看護師が観察し損なうことの多い他のことについて注意を促しておく。患者のなかには，興奮性気質と**累積性**とでも私が呼びたい気質があって，両者の間には明らかな相違がある。前者は何かのショックや不安に対してすぐに感情を燃え上がらせてしまい，そのあとは非常に安らかに眠る。だが後者は同じショックに対しても極めて冷静にみえ，鈍いのかと思うほどである。そして人々は「あの方は何も感じなかったのですね」と言うが，しばらく経つと彼が次第に気分を滅入らせていくのがあなたにわかるだろう。麻酔剤や緩下剤の作用についても同じことが言える。すなわちこれらは前者にはすぐに効いてくるが，後者にはおそらく24時間は効果を現さないだろう。旅行をした，人を訪問した，慣れない力仕事をした，というようなことは，前者にはすぐにその影響が出るがそのあと回復する。後者は一見そのときは非常によく耐えているが，あとになってそれが原因で死んだり，あるいは一生元気を取り戻せなくなる。興奮性気質の人を世話するのはなんとむずかしいことか，と人々はよく言う。私は**累積性**気質の人はなんとむずかしいことか，と言う。前者の場合はあなたが予期できた突然の表出があって，それですべてが落ち着く。後者の場合，あなたはまったく見当がつかない——あなたはその結果がいつ終わりになるのか皆目わからない。そして，どのことの結果が**どれである**かを知るためには，あなたは綿密に観察しなければならない——なぜならば，後件は決して前件のすぐあとには続かないからである——そしておおざっぱな観察は完全に失敗する。

興奮性気質と**累積性**気質の違い

ほとんどすべての迷信は観察が悪かったことによる。すなわち，「これのあとにある，したがって，このゆえにある」とする前後即因果の虚偽のためである。そして悪い観察者はほとんど皆，迷信を信じる。農夫たちは家畜の間に発生する病気を魔術のせいにした。かささぎを1羽みたときは結婚式があって，3羽みたときは人が死んだと言われてきた。最も高等な教育を受けた人たちが，今でもこれによく似た言い方で病人についての結論を引き出すのを私は耳にしてきた。

迷信は悪い観察の結果

　意見をもう一つ。健康の様相があるのと同じく，病気の様相があるのは明白なことではあるが，身体のうちでとくに顔は，ごくふつうの観察者あるいは偶然の訪問者に対してはおそらく最も物語ることの少ない部分であろう。なぜならば顔というのは身体のうちでとくに，健康以外のいろいろな影響に常に最もさらされている部分だからである。顔色をみて，それが外気にさらされたことによるのか，頑健であることによるのか，それとも皮膚が敏感なためか，うっ血の傾向があるためか，紅潮しているのか，ぱっと赤らんでいるだけなのか，その他いろいろな原因があるが，それらをどう見分けたらよいのかがわかるほど十分に観察する人は皆無と言えるほど少ない。それに身体の衰弱は顔には最後に現れる。肉づきや皮膚の色，循環の様子などもろもろの状態を知るには，顔よりも手をみるほうがずっと確かだと私は思う。脳に非常な刺激感受性があることは瞳孔の外見に現れると言うように，目や舌に現れてそれとわかる病気が**いくつか**あるのは本当である。しかし私たちが今問題にしているのは，なにげない観察であって微細な観察ではない。それに，微細に観察する人ならば，よく言わ

病気の様相はあまり顔には現れない

XIII　病人の観察　　139

れる言葉，あの人は健康にあるいは不健康に**みえる**，よくなったあるいは悪くなったように**みえる**，では，本当のことよりは本当でないことのほうがはるかに多く伝えられると躊躇せず言うだろう。

　わずかな観察から，あるいは往々にしてなんの観察もせずに，あるいは古い**ことわざ**で世の人の経験からそれがまったく間違いであるとずっと以前からわかっていたようなことを根拠にして，人々がものごとを進めていくやり方にはまったく驚き入る。

　非常に長引いて痛みを伴う病気による，極度の痛みと疲労と睡眠不足から非常に苦しんでいる患者たちが，死の2～3日前まで，頬の色が健康そうなだけでなく，丈夫な子どもにみられるまだら模様があったのを私は知っている。そしてこの不運な人たちが，「あら，とてもお元気そうでよかったこと」とか，「あなたは90歳までも生きられること請け合いですよ」，「もう少し運動とか楽しいことをなさいませ」，その他，私たちがよく耳にするあらゆるおざなりな言葉に悩まされていたのを私は数えきれないほど聞いてきた。

　病気には様相があるのは確かである。看護師にそれを学ばせなければならない。

　経験を積んだ看護師であれば，催眠薬を飲んで精神のうつ状態の反作用がはじまったときに顔に出るまだら模様をみただけで，患者が前夜催眠薬を飲んだことが必ずわかるが，その顔のまだら色を経験の浅い看護師は，健康の証拠とみるだろう。

　また，衰弱が皮膚の色にまったく現れない場合，あるいは患者が蒼白にならないで土気色になる場合もある。また，

独特の青白さによっていつも判断できる性質の衰弱も確かにある。

しかし，看護師はこれらをほとんど見分けられない。患者が青ざめた顔をしていないかぎり，そして患者にとっては運よくとでも言うべきか，声帯がおかされて声が出なくなってでもいないかぎり，看護師は衰弱して動けないほどの患者になんのためらいもなく話しかけるだろう。

しかし，それでもこれら二つの型の衰弱は，患者の顔つきだけで完全に見分けることが可能である。

また，看護師は患者それぞれの個人的性向を見分けなければならない。ある人は自分の苦しみを自分一人で苦しみ，できるだけかまわないでほしいと思っている。かと思うと別の人は，絶えず大事にされて同情されていたいし，傍にいつも誰かついていてほしいと思う。これらの特性をよく観察し，もっと要望にこたえるようにしたほうがよいだろう。「かまわないでほしい」とだけ望んでいる患者にはうるさいほど世話を焼き，世話してほしいと思っている患者は自分が無視されていると思うほど放っておかれることがよくあるものだ。

さらに，長い間不治の病に苦しんでいる者にとって何が最も負担になっているかと言えば，自分は1カ月あるいは1年前にはこれこれのことができたのに今はできなくなったということを看護師に知らせるために，時折言葉で記録しておく必要があることである。こうしなければ看護師はそれがわからないのだ。こういうことを看護師が自分から気づかないとしたら，なんのためにそこにいるのだろうか。しかし私は知っている——お金と地位が与えるあらゆるものをお金と地位によって所有している人たち——**主として**

> 患者の特性

> 看護師は患者の衰弱が進んでいることを自分から気づかなければならない。患者は教えてはくれない

そういう人たちのところで——他でもない看護師のこの観察不足から多くの事故（徐々にあるいは急速に死にいたらしめるような）が発生しているのを私は本当に知っている。ある患者は1カ月前には暖かい浴槽から一人で出てくることができた，あるいは，ある患者は1週間前には自分のベルの置いてあるところまで歩くことができた，という理由から，看護師は患者が今でも同じことができるものと決めてかかる。患者に変化があっても少しも気づかない。その結果，患者は疲れきって自分では何もできない状態のまま途方にくれ，たまたま誰かが部屋に入ってくるまで放っておかれる。しかもこういう事態は，予期しない卒中，麻痺あるいは失神（これらさえも，もし私たちがきちんと**観察して**さえいたならば，今よりは少なくともずっと予期できたはずではあるが）によるためではない。それどころか，予期された，あるいは今後予期される，避けることのできない，目にみえる，予期可能な，休むことなく進む衰弱から，こういう事態は起こる。それらは誰も見落としてはならないことである。

看護師の観察不足から起こる事故

また，ふだんはベッドに臥していなくてもよい患者が，下痢，嘔吐あるいはその他の出来事のために2〜3日臥床を余儀なくされることがある。そのあと患者がはじめてベッドから離れたとき，看護師は彼が別の部屋に行くのを許可するが，2〜3分後に彼の様子をみにその部屋に行こうとは思いつかない。彼がそこできっとふらふらしている，寒がっている，あるいは，何かを入用としている，ということに看護師はまるで気がつかない。看護師は弁解として，「あら，あの方はせわしなくつきまとわれるのがお好きではないのです」と言う。いかにも彼は数週間前にはそう言っ

た。しかし，彼は今のような状態にあるときも「せわしなくつきまとわれる」のは嫌だとは決して言わなかった。そしてもし彼がそう言ったとしても，あなたは彼のいるところへ入っていくなんらかの口実を考えるべきである。このようにして，すなわち，病気がよくなったあとはじめてベッドから出たときに気が遠くなった，寒くなった，あるいは，おなかが空いたという状態で1時間も2時間も気づかれずに放っておかれたために病気がぶり返して死亡する，そういう患者は一般に知られているよりも多い。

それにもかかわらず，観察するという能力にはほとんど向上がないように思われる。病気が人体に及ぼす最終的な変化を私たちに教える科学——病理学，における知識の増加は非常に大きい——しかし，進行している変化の徴候を観察する技についての知識はほとんど増えていない。あるいはむしろ，医学の欠くべからざる重要な部分としての観察が退化してきていることを懸念すべきではなかろうか。

> 観察能力は低下の傾向にあるのか

看護師や病人の友人，それに医師である友人までもの誰彼が次のように言うのを50回聞いたことがないという人が，私たちのまわりにいるだろうか。すなわち，「そう，Aさんの状態は悪くなっています」あるいは「Bさんは亡くなりました。私はBさんが亡くなる前日にお会いしたのですが，ずいぶんよくおなりになったと思いましたのに。ご様子からはそんなに急（？）に容態が変わるとはとても思えませんでした」。これは次のように言ったほうがずっと自然だと思うのだが，人がそう言うのを私は耳にしたことがない。「もし私が注意してみていたならばきっと気づいていたはずの変わった様子が**何か**あったに**違いない**のです。あのとき何があったかを思い出してみます。そうすればこの次には

ちゃんと観察できるでしょう」。いや，人々は決してこうは言わないのである。彼らは大胆にも，自分たちの観察が間違っていたとは言わず，観察すべきことは何もなかったと主張する。

病気や死を観察しなければならない人たちには，病気のぶり返しや突然の発病，あるいは死に先立ってどんな様子が現れていたかをよく思い出させ，それを自分たちの観察のなかにしっかりと焼きつけさせなさい。そしてどんな様子も現れなかったとか，**それにあてはまる**様子はなかったなどと言わせてはならない*5。

状態を注意深くみる習慣がないこと，物事の平均を取ることを常習としていること，そのどちらの場合も等しく人に考え違いを起こさせることが多い。

医師のように，その職業上，触知できて長く続く器質的変化だけあるいはそれを主に観察するよう仕向けられる男性は，その結果についての彼らの意見が，観察をまったくしない人たちの意見と同じように間違っていることが多い。例えば脚の骨折がある。外科医がそうと知るためには一度

一般状態の観察

死が近づいていても，小説にあるように必ずしも顔が青白くなるわけではない

*5　死がなんらかの形で力ずくで突然近づいたときに人の顔に現れるさまざまな様相，それを観察する機会があったという人はごくごく少数である。これはそれほど役にたつ知識ではないから，ここでは私の頭にある最も顕著な一例だけを話しておきたい。神経質な人は死に臨んで顔は青白くなる（これが一般に**知られている**唯一の変化である）。多血質の人の顔は紫色に，胆汁質の人の顔には黄色あるいはいろいろな色がまだらに現れる。ところが一般には，顔が青白くなるのは，人の身体のなかに恐怖であれ病気であれその他のことであれ，非常に強い変化があったことを示すものと考えられている。この観察は見当はずれも甚だしい。前にも述べたようにそれが決まった一つの外見――小説のなかでのお定まりの装いであるとしても，そこだけにしておいてもらいたい。

診れば十分であり，彼がその骨折を夕方にすでに診ていたとして，骨折の状態は次の朝に彼がもう一度診ても，前日とほとんど変わってはいないだろう。その患者がどんな状態に現在いようとも，そして今後どうなりそうであっても，それが整復されるまでは骨折した脚であることには変わりはない。多くの器質的疾患についても同様である。経験を積んだ医師は，脈に一度触れるだけで，いつの日にか命とりになる動脈瘤があることがわかる。

　しかしおおかたの場合はこうはいかない。どのような結果になるかについての正しい意見を形成する力は，患者が生活している状況のすべての調査にかかっている。大都市の社会の複雑な状況のなかでは，経験豊富な人なら誰でも知っているように，死は何か一つの器質的疾患によってもたらされるのではなくて，いくつもの病気を患ったあとで罹った何かの病気により，死に行き着くために必要なほどの極度の疲労が積もり積もって死ぬという場合がずっと多いのである。誰それにはなんの器質的疾患もない——彼が例えば百何歳までででも生きられないわけがない，という話に，ただしそれは彼が静かなところに住み，よい食事をし，よい空気を吸い，といったもろもろのよいことをしていればの話だが，との条件がつけられたりつけられなかったりして言われるのを時々聞くが，これほどばかげた，これほど人を惑わせる意見はない。そしてこの意見は無知な人々によってこの条件文**抜き**でくり返し言われている。かと思うと，これらさまざまな条件が満たされる可能性がまったくない場合があり，全体のなかでの**唯一**重要なこの部分がなんの効果も及ぼさない。名実ともに高名なある医師が，ある患者の回復を彼の友人たちに保証しているのを私は聞

いたことがある。なぜか。それは，彼がこれまでに処方した一連の事項を，患者はその細部にいたるまでこの数年間忠実に守ったからである。さらに，医師は一連の禁止事項を出しており，それはどんなことがあっても患者が変えることのできないものだったからでもある*6。

　科学的な知識の一片も持ち合わせていなくても，こうい

---

　　*6　私は二つの場合を知っている。その一つは，ある男がわざとあちこちをくり返し脱臼して，あらゆる外科医に診てもらい，優しくしてもらっていたというものである。もう一つは，器質的な変化はまったく見受けられないのでなんの問題もないと断言されたある男が，それから1週間も経たないうちに死亡したというものである。この両方の場合とも，正確な観察をした看護師によって収拾された。すなわち，看護師は自分が正確に観察したことを医師たちに正確に指摘することによって，脱臼の患者が詐欺行為を続けるのを救い，実際は死にかかっている状態にあった患者がそのまま家に帰されずに済んだのであった。
　　　私はさらにこうも言いたい。病気が器質的変化から起きているのではなくて，なんらかの機能が弱いあるいは不規則なために起きたものである場合，その患者を日に1回だけ，それもだいたいいつも同じ時刻に診る医師が，その本当の状態についてなんら異常なしとする以外の所見をもつことができるとすれば，それはまったくの偶然である。このような患者が，陽がいちばん高い頃，光と外気に触れて，お茶やビーフティー，ブランデーを飲み，足元には湯たんぽが入り，清拭してもらい，清潔なリネンに包まれて気分一新したときには，その人が今朝，脈が速くて不規則で，はれぼったいまぶたをして，息づかいが速く，手足は冷たくて手元のおぼつかなかった患者と同じ人だとはとても信じられないほどである。このような場合，看護師としてすべきことは何か。「神様のお恵みがありますように，先生，本当にこの方は昨夜はもうだめかと思うほどだったのです」などと叫んではならない。それはそうかもしれないが，この真実を医師に納得させるにはこの方法ではいけない。医師というものは，もし事実を知ってさえいたら，それらの事実から判断を下すことにかけてはあなたよりも有能である。彼が求めているのはあなたが丁重に述べるあなたの意見ではなく，あなたの知っている事実である。このことはすべての病気について重要であるが，とくに，明白な型どおりの経過をとらない病気の場合，看護↗

師だけが観察することのできる事実は正確に観察して正確に医師に報告すること，これは単に重要であるばかりでなく欠かしてはならないことである。

　このような患者の脈拍が一日のうち極端に変化するのがまれではないことに，私は看護師の注意を向けさせなければならない。よくある例はこうである。午前3時から4時にかけて脈拍は速くなって130くらいあり，非常に微弱であってとても脈とは思えないほどで，皮膚のすぐ下で弦が震えているかのようである。こうなると病人はそのあともう眠れない。昼頃には脈は80までになり，まだ弱くて弾性には欠けるが，れっきとした脈として触れる。夜になると，もしその患者が興奮の一日を過ごしたのであれば脈はほとんど感じられないほどに弱くなる。しかしもしその患者がよい一日を過ごしたのであれば，脈は昼間よりも強く安定してきて速まることはない。これはごく一般的な脈の一般的な経過である。同じように一日のうちで変化する他の型の脈の例もあげることはできよう。ところが，ほとんど脈拍でそれとわかる炎症の場合とか，脈拍が遅くなるのが常でどんなことをしても速くはできない腸チフスの場合，脈はこれほど大きくは変化しない。そして医師も看護師も脈拍に変化があるかどうかを診ないことが習慣になってしまう。実際のところ医師にはそれができない。しかし脈拍の変化自体が一つの重要で顕著な特徴なのである。

　今述べたような例では，どうということのない何かの病気を2～3日患ったあとで，よく言われるように「急死する」ことがよくあるが，それは死にいたるのに必要なだけの量の極度の疲労が溜まったということである。そして誰もが「誰がこんなことになると思ったでしょうか」と驚きを口にするが，ただ一人そうしないのは，観察力のある看護師，もしそういう看護師がいればのことだが，である。看護師は，いつかは患者が立ち直ることのできない極度の疲労が来ることを予想していた。なぜならば，その患者が2～3日間にわずかばかりでも睡眠と栄養を補給できないとなると，引き出そうにもその元手となる体力がまったくないことを知っていたからである。

　本当によい看護師たちが，彼らが受け持っている患者の本当の危険な状態を医師に納得させられないために意気消沈し，「医師が患者の傍にいるとき」は，患者が実際よりも「はるかによく」あるいは「はるかに悪く」のどちらかに「みえる」ことに憤慨しているのを私はしばしばみてきた。彼らの失望も無理からぬことだが，それも元を質せばだいたいが，その看護師が自分の意見のよりどころとした事実を医師に明確かつ手短に示して

う種類の状況について観察を重ね経験を積んでいる人は，ある家族あるいはある家の住人たちがこの先どのくらい生きるかについて，身体状況について何も尋ねられずただ脈をとられるだけのために住人たちが連れていかれた非常に科学的な医師よりも，はるかに真実に近い推測に到達できるだろうことは疑いない。

　生命保険会社あるいはそれと同じような会社において，契約する人たちを医師に健康診断させるかわりに，彼らの住居や境遇，生活の仕方を調べさせたならば，彼らはどんなに真実に近い結果を得ることができるだろう。W. スミス氏は鍛え上げた強健な人のようにみえるが，次にコレラが流行するときに彼が不運にも罹病することがわかるかもしれない。J 氏夫妻は強くて健康な人たちであるが，彼らはテムズ川近くのロンドンのこれこれの場所のこんな家に住んでいるから，彼らの子どもたちの5分の4を死なせることになろうということがわかるかもしれない。また，どの子どもたちが生き残るかまでもわかるかもしれない。

　平均値はまた，私たちを細かな観察をしなくてもよいという気にさせてしまう。「平均死亡率」は，年間この町では何パーセントの人が死亡し，あの町では何パーセントの人が死亡するということを知らせるだけである。そのなかに A さんあるいは B さんが入るだろうかまでは，平均率はもちろん教えてくれない。私たちは，例えば，来年ロンドンでは1,000人について22〜24人が死ぬだろうことを知って

> 「平均死亡率」は何パーセントの人が死ぬかを示しているだけである。観察は，死ぬと思われるのは100人のうちのどの人たちであるかを私たちに告げなくてはならない

＼みせる力をもっていないため，あるいはその医師が急いでいるうえに未熟で，それらの事実を引き出せないためなのである。自分の患者を本当によく世話する医師は，注意深い観察者であると同時に，明確な報告者である看護師に対しては，情報の提供を求めてその価値を認めるようになるだろう。

いる。しかし諸条件について細かく調べてみれば，このような地区で，このような街路で，さらにはその街路のどちら側で，どういう特定の家で，さらに詳しくその家の何階で，この死亡率が平均値を上回る，すなわち，本来は高齢になるまで死ぬべきでない人がそこで死ぬだろうことがわかる。

そこでだが，ある見解をまとめようと努力している人が，その死ぬだろう人がどの街路の，どの家の，どの階にいる人かを知れば，その見解をかなり大幅に改めることになるのではないか。

私たちの観察はこれよりはずっと正確であろうし，私たちの結論ももっと正確であろう。

よく知られていることだが，救貧院の記録簿には，同じ姓が何代も続いていつも記載されているのがみられる。これはすなわち，貧民を生み出すような状況のなかでこの人々が生まれ育ち，また生まれ，と何代にもわたって続いていることである。死と病気も救貧院と同じであり，それらは同じ家族，同じ家から，言い換えれば同じ状況から出る。それがどういう状況であるかを私たちはなぜ観察しようとしないのか。

注意深い観察者は，この家族はその家の人たちがたとえ結婚してもしなくてもいつかは途絶えるだろうとか，また別の家族は精神的にも肉体的にも退化するだろうということを間違いなく予言できよう。しかし誰がこれを教訓とするだろうか。別な見方をすれば，これこれの家では子どもたちが10人中8人の割合で死ぬだろうことがよく知れわたるだろうが，それ以上は何も言う必要がないと人は考える。なぜならば，神がこれほど明確に語られているのに，誰一

人として聞く耳をもたずその家族は死に絶えるまでそこに住み続け，そのあとはまた別の家族がそこに住む。「たとえ死者のなかから復活した者があったとしても」[†2] 彼らはその言葉に従うことはないだろう。

> 観察はなんのためか

確かな観察がいかに重要であるかについて考えるとき，観察がなんのためであるかを見失ってはならない。それは種々雑多な情報や興味を引く事実をかき集めるためではなく，生命を救い，健康と安楽とを増すためである。この注意は無用のように思えるかもしれないが，まったく驚くべきことに，じつに多くの男たち（女にもあることだが）が，科学的な目的しか頭にないかのごとくふるまう，あるいは，病人の身体は薬を詰め込む貯蔵庫にすぎず，外科の病気は病人が付添人に特別の情報を提供するために起こした興味を引く症状であるかのごとくふるまうのである。これは決して誇張ではない。あなたがもし，患者が例えば銅のやかんによって中毒を起こしているのではないかと疑ったとして，あなたは当然ながらすぐさま，患者と中毒の根源と疑われるものとの間にあるすべての可能な関連を断とうと思うだろう。そのときあなたは，興味深い観察の宝庫がそれによって失われるという事実を顧みることはない。しかし誰もがそうするとはかぎらないのであって，実際，医師は中毒を疑ったときにまず何をすべきかということが，医学倫理のうえでも常に問題とされてきた。その答えは非常に単純のように思われる――信用のある看護師をその患者に

[†2] ルカによる福音書，第16章31節。アブラハムは言った。「もし，モーセと預言者に耳を傾けないならば，たとえ誰かが死者の中から復活しても，その言うことを聞き入れはしないだろう。」

つけるように主張すること，それをしないならその患者を手放すことである。

看護師はすべて信頼される人でなければならない，言い換えれば，「信用のある」看護師であらねばならないと覚えておくべきである。看護師はいつなんどきそういう状況に身を置くことになるかわからないのだ。看護師はうわさ好きやくだらないおしゃべり屋であってはならない。自分の患者についての質問には，それを尋ねる権利のある人以外には答えてはならない。言うまでもないことだが，あくまでも冷静で正直でなければならない。しかしそれ以上に，信仰に篤く献身的な人でなければならない。自分の職業を尊重しなければならない。なぜならば，神の貴い贈り物である生命が，しばしば文字どおりその手に委ねられているからである。看護師は正確かつ綿密で，さらに機敏に観察できる人でなければならない。そして敏感で慎み深い感情の人でなければならない。

> 信用のある看護師とはどうあるべきか

ここで，観察はなんのためかの問題に戻ろう——観察は観察のためにするもの，そして自分たちの仕事は癒すことではなく発見することだ，と考えたかと思われる人たちがいる。いや，それよりもひどい話は，最近のある有名な裁判で，3人の医師が彼ら自身の説明によると中毒を疑い，赤痢の処方をし，患者をその毒物を与えた人に任せていた。これは極端な場合である。しかし，もっと小さなことではあるが，これと同じようなことが行われているのを私たちは皆知っている。病人に付き添う人が，こんな悪い空気のところで，こんな部屋で，あるいはこんな状況のもとでは患者は回復できないことは十分わかっている，とくり返し言いながら，それでも病人に薬を与えるだけで，彼の命を

> 観察は実際的な目的のために行う

縮めているとわかっている毒物を彼から除こうともしなければ，彼をその毒物から離そうともしないでいる。それだけではない，自分たちがそう確信していることをしかるべき筋——すなわちこの問題に関して行動がとれる唯一の人物に対して話しさえしないことがあるのだ。

結　論

　以上に述べてきたことはすべて，患者一般もさることながら，子どもや産婦のほうによくあてはまる。また，内科の患者の看護についてばかりでなく，外科の患者の看護にもあてはまる。実際，もし可能であるならば，内科の病人よりも外傷の患者こそ，このようなケアが必要である。外科の病棟では，すべての看護師の任務の一つは当然**予防**である。さもないと，熱病，病院壊疽，膿血症，あるいは膿状の排泄物などが多くなるという結果になるだろう。看護師が複雑骨折や手足の切断，あるいは丹毒の患者などを担当しているとき，これら病院病のどれかが自分の患者を襲うかどうかは，看護師が以上の覚え書きに列挙した事柄をどう考えているかにかかっている。とくに化膿や排出物の多い外科患者の間によく発生する，あの一種独特のむっとするたまらない臭いを病棟に充満させているような看護師は，人間のあらゆる蓋然性からみて当然回復すると思われた，人生の最盛期にあって生気あふれる患者を衰弱死させてしまう。外科の看護師は，清潔が保たれ，空気が汚れていないよう，そして明るさも暖かさも保たれるように，常に目を届かせて用心深くなければならない。

　それにもかかわらず，これらの覚え書きが**衛生**看護に関するものであるからと言って，看護の熟練技術とも呼べるものの大切さが軽視されていると考える人があってはならない。清潔な場所で患者が失血死するままに放っておかれ

> 衛生看護は内科の患者ばかりでなく外科の患者の場合にも重要である。ただし外科の看護にとって代わるものではない

ることもあるだろう。あるいは，自分で身体を動かすことができない患者が，褥瘡が原因で死ぬこともあるだろう。それは，きれいな空気も光も静かさもすべて与えられていても，看護師がその患者の体位をどう換えたらよいのか，身体をどう清拭したらよいのか知らないためである。しかし，熟練技術としての看護をここで論じなかったのは，次の三つの理由による。すなわち，1．これらの覚え書きは，病人のための調理法マニュアルをめざしたのではないのと同じに，看護マニュアルをめざしたものではない。2．外科の看護とも言うべきもの，すなわち実際的な手を使う看護については，筆者はおそらくヨーロッパでは誰よりも多くみてきていると思うが，その経験から考えて，正直なところ実際的な手を使う看護はどんな本からも学ぶことは不可能であり，それは病棟においてのみ十分に習得されるものであると確信する。筆者はまた，完璧な外科看護は，ロンドンのある病院にいるあの古風な「シスター」によって行われているのをみることができるが，他にはヨーロッパのどこにもみることはできない，と心から確信する。3．この完璧な外科看護と言うべきものを受けていても，何千人もが汚れた空気が原因で死ぬが，その逆は比較的まれである。

子どもたちのことに戻ろう。子どもたちは，あらゆる有害な影響に対して成人よりもずっと敏感である。彼らは同じことによって影響を受けるが，その作用がずっと早く，しかも激しく現れる。つまり，新鮮な空気および適切な暖かさの不足，家屋や衣類，寝具あるいは身体の清潔さの不足，人を驚かす音，適切でない食物，あるいは，決めた時間が守られないこと，退屈さ，光が足りないこと，ベッドの上掛けや起き上がっているときの掛けものが多すぎるか

> 子どもたちは成人と同じことに対してもより敏感である

少なすぎるかすること，子どもたちを預かる人たちに管理の精神が概して欠けていること，などの影響を受ける。したがって，これらの事柄に注意をはらうことがいかに重要であるか，それは子どもの場合のほうがいっそう，さらに病気の子どもの場合はこの上もなく重要であることをとくに強調したい。

しかしながら，これらのなかでも子どもにとって何よりも非常な害となることがわかっているのは汚れた空気であり，夜間はとくに深刻である。子どもたちが眠っている部屋をぴったり閉めきることは彼らにとって命とりとなる。そしてもし子どもの呼吸が病気のために乱れているとすれば，このような室内の汚れた空気は，それが同じ部屋にいる大人にはなんら支障なく感じられる程度であっても，わずか2～3時間でその病児の命を危うくすることがある。

最近発表されたすぐれた論文「乳児期および幼児期における突然死に関する講義」からの以下の引用は，子どもたちへの注意深い看護の重要性を示している。「乳児あるいは幼児が突然の死に襲われる例の大半において，それは**事故**である。それは，その子が罹患しているなんらかの病気の必然的な避け得ない結果ではない」。

成人にとっても，死は「なんらかの病気の必然的な避け得ない結果ではない」ことがいかに多いか，それはぜひ知ってほしいことをここに付言したい。「突然」という言葉を削除すれば（なぜならば中年には**突然**死は比較的まれである），上述の文章はすべての年齢にほぼ等しくあてはまる。

病児における「事故」死の原因として次のものがあげられている。「人を驚かす突然の音——ほんの少しの間でも皮膚を冷たくさせるような気温の急な変化——睡眠から乱暴に

結　論

目覚めさせること——食事を急がせすぎることあるいは食べさせすぎること」——「神経系へのなんらかの突然の影響——姿勢の急な変更——つまり、それによって呼吸作用が乱されるようなあらゆる原因」。

　非常に衰弱している大人の患者の場合でも、これらの原因は（「突然に死をもたらす」ことは確かに少ないにしても）、一般に知られているよりはずっと多くの場合に取り返しのつかない結果を招くことをここにつけ加えてよいだろう。

　子どもについても大人についても、また病人についても健康人についても皆同じように（とは言え、病児の場合は他の人よりとくにそうだが）、あらゆる原因のなかで最もよくあり最も命にかかわるのは睡眠であることを、私はここでくり返しておく。なぜならば、汚れた空気のなかにたとえ2〜3時間でも、ましてや数週間とか数カ月もいるとすればなおさらのこと、それが呼吸作用を乱し、病気における「事故」死を招くことになりかねない。

　冷たい空気と新鮮な空気の違いについて考えを混乱させないようにとの警告、これはここでわざわざくり返すまでもないと思う。あなたは患者に新鮮な空気を少しも与えていないのに命にかかわるほどに彼を冷やすこともあるだろう。そして、あなたは患者を少しも冷やすことなく新鮮な空気を与えることもできる、いや、十分できるのだ。これはよい看護師であるかどうかの目安である。

　病気のために意識が遠くなる状態が長い間くり返されている場合、例えばとくに呼吸器に影響を与える病気の場合、そのときの正しい治療法とは、肺には新鮮な空気を、身体の表面には暖かさを、そして多くの場合、（患者が嚥下でき

るようになったならばすぐに）熱い飲み物を与えることが正しい療法であり，これら以外にはない。しかしよく見かけることだが，看護師あるいは母親はまったくこの逆をしている。新鮮な空気が入ってくるあらゆる隙間をふさいでしまう，身体は冷たいままにしておく，あるいはもう熱をあまり生み出さなくなっている身体の上に寝具を重たく掛ける。

「呼吸をすることがあたかもあらゆる注意力を集中させなければならない機能であるかのように，用心深く不安そうに息をしている」ことが子どもたちにまれではない状態であり，そのときは以上にあげたすべてのことに注意が必要である，と先の論文には述べられている。非常に衰弱している成人患者にさえあることだが，呼吸がほとんど随意運動になってしまうことがたびたび認められているはずである。

「呼吸機能の完全な遂行が病気によって妨げられているところに，その完全なはたらきが突然に要求され，それに応じきれないために機械全体が突然停止する結果になる」ことが一つの過程として述べられている。さらに，「生命機能を活動させておくための神経の力が不足するために生命が絶える」ことがもう一つの過程として述べられている。幼児期に「事故」死が最も多く引き起こされるのはこのことによる。

中年期においても，この両方の過程からだいたいは突然ではないにしても死にいたることがある。それに，中年期においてさえも，ここに言及されている「**突然の停止**」が子どもの場合と同じ原因から起きるのを私はみてきた。

要約するとこうである。女性に衛生知識があったほうが

要約

よいとすることに対して力説される最も一般的な反論，その一つは女性自身によるものであり，もう一つは男性によるものであるが，その二つの反論に対する回答に一つの警告を**加える**と，それは看護の技についての議論のすべてを包含する。

> 女性がする無謀な素人与薬。健康の法則についての本当の知識のみがこれをやめさせることができる

（1）男はよくこう言う。女に健康の法則について何かを教えるのは賢明ではない，なぜなら彼らはすぐ与薬をしたがる——それでなくても現に素人与薬が多すぎるのに，と。まったくそのとおりである。ある高名な医師が私に言ったのだが，母親，女性家庭教師，看護師によって，危急時あるいは継続的に子どもたちに与えられる甘汞(かんこう)†1の量は，彼が今までの経験で医師の処方としては聞いたこともないほど多量であった。また別の医師は，女は薬と言えば甘汞と緩下剤しか考えないと言う。そういう場合が多いことは否むべくもない。他のどんな専門的な業務においても，素人の女性によるこの無謀な与薬をかつてみたことがない*1。しかしこれは，本当に経験を積んだよく観察する看護師であれば**しない**ことである。自分にも他人にも，与薬はしない。健康の観察と経験に関する事柄について，母親，女性家庭教師あるいは看護師である女性たちを啓発することこそが素人与薬をなくす方法であり，医師たちがせめてこの

> 素人女性による与薬の危険

*1　多くの女性たちが，医師から「青汞丸薬」†2の処方を一度手に入れると，それをふつうの緩下剤として週に二度も三度も人に与えたり自分で服用したりするのを私は知っている——それがどんな結果をもたらすかは想像どおりだ。私はあるところで，たまたまそのことを医師に知らせる役回りになった。するとその医師は薬の処方を比較的害のない緩下剤に変えた。するとそのレィディ†3が私のところにやってきて，今度の薬は「前の薬の半分も自分には効かない」とこぼした。

　もし女性たちが薬を服用したり人に与えるならば，最も安

全な方法はそのつど医師に来てもらうことだ——と言うのは，彼らは自分でも薬を服用し他人にもそれを与えているのに，最もありふれた薬の名前をわざわざ知ろうともしないし，例えばコロシンスとコルチカム[†4]のような名前を混同する，そういうレィディたちを私がみてきているからである。これは鋭い刃のついた道具を「やたらに」ふりまわすこと**である**。

　非常にすぐれた女性たちがいるもので，彼らの田舎の家の近辺に病気が多いからと言って，ロンドンの彼らの主治医に手紙を書いて，自分たちが好んで使っていた処方薬を送るように頼み，その薬を自分の友人たちや貧しい隣人たちに与え，彼らはそれを服用する。そこでだが，あなたがその正しい適切な使い方もそのすべての結果もほとんど知らない薬を人に与えるかわりに，あなたよりも貧しい隣人たちが家のドアの前に積み上げている堆肥の山を移すように，あるいは開閉する窓あるいはアーノットの換気扇を新しく取り付けるように，あるいは家を清掃して漆喰塗料を塗るように説得して手助けするほうがずっとよいのではなかろうか。これらのことはその効果のほどが確かである。薬の不慣れな投与がどんな利益をもたらすかは決して確かではない。

　ホメオパシーは，素人女性による与薬に一つの重要な改善をもたらした。と言うのは，ホメオパシーの法則は非常によくできていて，その与薬も比較的害がない——この「丸薬」は，何かよいことが受け入れられるようにするために必要と思われる，愚かさの一粒である。女性たちがもし薬を与えたいと言うのであれば，ホメオパシー薬を与えさせることだ。これならばなんの害もないだろう。

　女性が最もよくする間違いは，人は誰でも24時間に1回は便通がなければ**ならず**，もしそうでなければすぐ緩下剤にとびつかなければならないと思っていることだ。経験からの結論はまったく逆である。

　これは医師の課題であって，私はこれ以上深入りはしまい。ただくり返して言っておくが，医師に相談もしないであなたの忌まわしい「緩下剤一式」を服用したりあなたの子どもたちに与えてはならない。

　食事に気をつけていれば，あなた自身の便通を規則正しくできないことはめったにないはずだ。女性は誰でも自分自身を注意してみれば，どんな食事がよいかがわかるだろう。野菜が不足するとよく便秘になるが，肉の不足もまた便秘を起こすことを私は知っている。パン屋のパンはさらによくない。自家製の黒パンは何よりもよく利く。

結論

ことを知っていたならば，それは看護師を彼らに従順にさせる方法でもある――医師にとって妨げではなく助けとなるように。女性をこのように教育することは確かに医師の仕事を減らすだろう――しかし，仕事がもっと増えるように病気がもっと増えることを医師が望んでいるなどとは誰もまったく考えはしない。

（2）女性たちがよくこう言う。自分たちは「病理学」について知ることも，あるいは「解剖する」こともまったくできないのだから，健康の法則についても，あるいは子どもたちの健康を守るために何をすべきかについても知ることはできない――これは解きほぐそうにもむずかしい混乱した考えである。病理学は病気が与えた害を教える。しかしそれ以上のことは何も教えない。健康の法則と病理学は表裏一体をなすものであるが，その表である健康の法則については私たちは観察と経験による以外のことは何も知らない。そして健康な状態を維持し，あるいは取り戻す方法を私たちに教えるのは，観察と経験をおいて他にはない。内科的治療は治癒作用であると考えられている場合が多い。しかしこれはそういうものではない。内科的治療とは機能の外科手術であり，本来の外科手術は四肢および器官に行われるものである。そのどちらも障害となるものを取り除

> 病理学が教えること。観察のみが教えること。内科的治療がすること。自然のみがすること

---

†1　塩化第一水銀。下剤。甘味があるので甘汞と。
†2　blue pill　カンゾウの根などの糖剤に未化合の水銀を結合させてつくる丸薬。甘汞と同じく下剤であるが，作用はより緩やか。
†3　lady　一般に，教養，礼儀作法，他者への配慮などを身に備えた女性を指す。男性の gentleman に対応。
†4　コロシンスはウリ科の植物の果肉から採る生薬，峻下剤。コルチカムはイヌサフランの種子および地下茎から採る毒性生薬。鎮静，利尿，催便の作用がある。

くこと以外は何もなし得ないし，どちらも癒すことはできない。自然のみが癒すのである。外科手術は治癒の妨げになる弾丸を肢から取り除く。しかし自然は傷を癒す。内科的治療にしても同じである。ある器官のはたらきが妨げられると，私たちの知るかぎりでは，内科的治療は自然がその妨害物を取り除くのを助けるのであって，それ以上は何もしない。そしてそのどちらの場合にあっても看護がしなければならないことは，自然が患者にはたらきかけるように最善の状態に患者を置くことである。だいたいはその逆のことがなされている。あなたは新鮮な空気や静かさ，清潔さは浪費であり，たぶん危険で贅沢だと考え，それらは都合のよいときにだけ患者に与えられるべきものであり，内科的治療こそ欠くべからざるもの，万能薬であると考えている。この幻想を追いはらうこと，そして本当の看護とはどういうものか，そして本当の看護とはどういうものではないか，を示すことに私がいささかでも成功しているならば，私のめざすことは達せられたことになろう。

　さて，次は警告である。

（3）女性をよい看護師にするのに必要なのは，失恋，目的の不足，漠然とした愛想づかし，あるいは他にできることがないこと，であるというのは，男ばかりでなく女にも広く受け入れられている考えのようである。

　それで思い出すのはある教区でのこと，年とった愚かな老人が「豚の番はもう無理」だからと言って校長にされた話である。

　よい看護師を育てるためのこれまで述べた処方を，よい使用人を育てることに応用してみるがよい。その処方は失敗することがわかるだろう。

にもかかわらず，最近の通俗作家たちは，失恋したレィディとか居間から出たことのないようなレィディたちが戦地の病院にくり出すように仕立てて，彼らに傷兵の恋人探しをさせるのだが，彼らは恋人を見つけると，ご多聞にもれず，その恋人のためにすぐさま病棟を見捨ててしまうのだ。しかも作家たちの意見によれば，これらのレィディたちはそれで悪びれるどころか，かえって看護のヒロインなのであった。

　情け深い男や女たちは，彼らが何一つ知るはずのない世界のことについてそれをよく知っていると思い，なんと残酷な誤りを時としておかしていることだろうか。

　病院はもちろんのこと，大きな病棟での毎日の管理——人にとっての生と死の法則とは何か，そして病棟の健康の法則とは何かについての知識（病棟が健康であるか不健康であるかは，主として看護師にその知識があるか無知であるかによる）——は，他のどの技もそうであるように，経験と細心の探究による学習を必要とする非常に重要で困難な事柄ではないのか。それらは，恋に破れたレィディに霊感で浮かんでくるものでもなければ，生活のためにあくせく働かねばならない貧民救済院の人たちに浮かんでくるものでもない。

　このような乱暴な考えが病人たちにもたらす害はまことにひどいものである。

　この点に関しては（なぜかそうなのだが），ローマ・カトリック教会の諸国のほうが作家にしても労働者にしても，少なくとも理論的には私たちの国の人たちよりずっと進んでいる。彼らは，立派な働きをしている修道院長あるいは慈善修道女会が，このようなきっかけでこの仕事に就いた

などとは決して考えもしないだろう。修道院長の多くは，聖職志願者がその身を捧げるのにこれより他によい「仕事」あるいは理由をもたないように思われる場合には入会を断ってきた。

　私たちが「誓いをしない」のは事実である。しかし，どんな技においても，とくに慈善の技の場合はそうだが，それを正しく学習しようとする真の心構えが，他のすべてあるいは何かへの愛想づかしではないことを自分たちに確信させるための「誓い」というものが必要だろうか。私たちは同胞への愛（そしてその分枝の一つとしての看護への愛）を実際それほどに低く考えているのだろうか。フランスのポール・ロワイヤル修道院†5 のアンジェリーク院長（Mère Angélique）†6 ならばこのことについてどう言われたであろうか。わが国のフライ夫人（Mrs. Fry）†7 ならばどう言われたであろうか。

　註記　私は私の姉妹たちに，今，いたるところに広まっているわけのわからない2種類の言い分に耳を貸さないでほしいと心から願う（なぜならそれは両方とも同じにわけのわからな

---

　†5　パリの西南約 30 km のポール・ロワイヤルに 13 世紀からあった女子修道院。反宗教改革のために創られたイエズス会をアウグスチヌスの考えに拠って批判し（ポール・ロワイヤル運動），弾圧された。
　†6　1591–1661。1602 年に 11 歳でポール・ロワイヤルの院長に。深い宗教体験を経てのち，ポール・ロワイヤル運動の中心となる独自の修道院改革を行った。厳格な規律と誓いを導入したが，誓いをたてない男女の修道者をも迎え入れ，回心と奉仕の生活を与えた。
　†7　1780–1845。女性受刑者の獄舎の日々を人間的で健康的なものとすべく，彼女らの生活に入って導いた活動で知られる。クエーカーの信仰実践の徒。晩年に看護師訓練も手がける。

結　論

い言い分**だからである**)。その一つは，女性の「権利」に関してであり，医学その他の職業を含めて男のすることはすべて女もすべきだと主張するもので，それも，単にそれを男がしているという理由からそう言うだけで，それが確かに女のできる最善のことで**ある**かどうかについてはまったく顧慮されない。もう一つは，男のすることは一切女はしないようにと主張するもので，それも単に女だからという理由からそう言うだけで，女は「女としての義務感を思い起こすべき」であり，また，「これは女の仕事」であり，「あれは男の仕事」であり，そして「これらの仕事は女がしてはならないこと」だからなのだ。これはすべて根拠のない主張で，それ以上の何ものでもない。当然ながら，女性はこれらの世評のいずれにも耳を貸すことなく，神が創られた世界の仕事に対して，**たとえそれがなんであろうと**自分がもつ最善のものを持ってくるべきである。なぜならば，「人が言うであろうこと」，意見，「外からの声」，それらに耳を傾ける人はどの人もこの人も**同様に**たいした人間ではない。ある賢人が言ったように，外からの声に耳を傾けることによって偉大なこと，有益なことをなし遂げたという人はいまだかつていないのである。

あなたが行ったよいことの結果が，「**女**にしては上出来だ！」であることをあなたは望まないだろう。また，「それはいいが，彼女はこれをすべきではなかった。なぜならばこれは女にふさわしいことではない」との声を聞いて，あなたがよいことをするのを諦めることはないだろう。それが「女にふさわしい」ことであってもなくても，あなたは，よいことをしたいと思うだろう。

女がこれをできたのが素晴らしいからと言って，そのためにそれがよくなるものはない。かと言って，もし男がそれをしたのであればよいことだったろうに，女によってなされたために悪くなるというものもない。

こういうわけのわからない話にとり合うことはない。心を素直にひたむきにして，神の仕事へのあなたの道を邁進しなさい。

付　録

表A　グレートブリ

年齢	全年齢	5歳以下	5〜	10〜	15〜	20〜	25〜	30〜
看護師（家事使用人以外）	25,466	—	—	—	—	624	817	1,118
看護師（家事使用人）	39,139	—	508	7,259	10,355	6,537	4,174	2,495

表B　20歳以

地域	グレートブリテン島およびブリティッシュ海諸島	グレートブリテン島および	イングランドおよびウェールズ	スコットランド	ブリティッシュ海諸島	第1区 ロンドン	第2区 南東部
看護師（家事使用人以外）	25,466	23,751	1,543	172	7,807	2,878	
看護師（家事使用人）	21,017	18,945	1,922	150	5,061	2,514	

グレートブリテン島で看護師として雇用されている女性の数についての註釈

　1851年の国勢調査において，看護師を職業とする者として25,466人，家事使用人の看護師[*1]として39,139人，産婆（助産師）として2,822人が報告された。表Aはその年齢別人数であり，表Bはグレートブリテン島内の分布状況である。

　この階級の人々の有効性を高め，彼らのできるだけ多くを健康の真の原則の使徒として育てることは，国の大きな事業であろう。

---

　*1　表Aから興味深い事実がみて取れよう。すなわち，家事使用人の看護師39,139人のうち約半数の18,122人は5〜20歳である。

テン島，年齢別

35～	40～	45～	50～	55～	60～	65～	70～	75～	80～	85歳以上
1,359	2,223	2,748	3,982	3,456	3,825	2,542	1,568	746	311	147
1,681	1,468	1,206	1,196	833	712	369	204	101	25	16

上，地域別分布

第3区 南中部	第4区 東部郡	第5区 南西部郡	第6区 西中部郡	第7区 北中部郡	第8区 北西部郡	第9区 ヨークシャー	第10区 北部郡	第11区 マンモスおよびウェールズ
2,286	2,408	3,055	1,225	1,003	970	1,074	402	343
1,252	959	1,737	2,283	957	2,135	1,023	410	614

　なぜならば，そこに人材があれば，その本当の「事の結果」が病人を看護することになろうと毒することになろうと，看護に使われることになろう。英国の医学界の重鎮とされる人がかつて私にこう言った。「私は病人の看護をするために看護師を個人の家庭に派遣するのですが，それは病人に害を与えるだけであることが私にはわかっています」。それは看護に用いられていくからである。

　ところで，看護師とは他者の個人的健康に責任をもつ誰をも意味する。そして以上の覚え書きのなかでは，**看護師**という言葉は，素人の看護師にも職業看護師にも区別なく用いられている。と言うのは，ここにその数が示されている病人の看護師および子どもの育児婦のほかに，病人について一時的な責任をもつ人としては友人や親戚もいれば，

家庭には母親がいる。これらの職業人でない看護師も職業看護師と同じように，健康の法則についての知識に不足していたようである。

　そして全国には国立その他のすべての学校の女教師がいる。子どもの疫病のどれほど多くがこれらの学校で発生していることか。そしてこれらの学校の女子生徒のうちどれほど多くが，先に記録されている64,600人の看護師のうちに含まれる母親や看護師に，あるいは女教師になっていくことだろう。健康の法則について，せめて新鮮な空気，清潔さ，明るさ，その他についてこの子どもたちに教えられるならば，それは何人もの子どもたちが命を落とすのを，そしていくつもの害がくり返されるのを防ぐのではないだろうか。私たちは，個人の衛生および家屋の衛生についてはすべて女性に依存しなければならない——これらの事柄に関するかぎり子孫が退化しないようにするために。人類が自らの健康を保持するための技を身につけるようにさせる真の方法は，その技の理論と言えるものを例証する実習と簡単な実験とによって，その一部を学校や病院で女性に教えることではなかろうか。

訳者略歴

小玉香津子
元聖母大学教授・看護学部長
1959年東京大学医学部衛生看護学科卒。同学科基礎看護学講座，
神奈川県立衛生短期大学を経て，'91年日本赤十字看護大学教授。
この間，'82〜'83年日本看護協会出版会「看護」編集長。
'99年名古屋市立大学看護学部教授・学部長。'04年聖母大学教授，'07〜'11年同学部長。
主な訳書：『看護の歴史』『看護はいま：ANAの社会政策声明』
　　　　　『ヴァージニア・ヘンダーソン語る、語る。』『ヴァージニア・ヘンダーソン選集』
　　　　　『ミュリエル・スキート 看護覚え書き』
共 訳 書：『看護の基本となるもの』『看護論』『ナイチンゲール著作集』
主な著書：『ナイチンゲール，人と思想』『看護学―小玉香津子講義集』
共　　著：『看護学概論』『看護学事典』

尾田葉子
1960年東京外国語大学英米科卒。元日本看護協会国際部非常勤嘱託。
本書共訳者小玉と，国際看護師協会機関紙「INR」(日本語版)の編集翻訳に長年携わる。
主な共訳書：『ペプロウ看護論』『ノーツ・オン・ナーシング』

看護覚え書き
本当の看護とそうでない看護

2004年 5月12日 第1版第 1刷発行	〈検印省略〉
2019年 1月20日 第1版第18刷発行	
2019年10月 1日 新装版第 1刷発行	
2020年 9月 1日 新装版第 2刷発行	

著　者……フロレンス・ナイティンゲール

訳　者……小玉香津子・尾田葉子

発　行……株式会社 日本看護協会出版会
〒150-0001　東京都渋谷区神宮前5-8-2　日本看護協会ビル4階
〈注文・問合せ／書店窓口〉TEL/0436-23-3271　FAX/0436-23-3272
〈編集〉TEL/03-5319-7171
https://www.jnapc.co.jp

装丁・本文デザイン……臼井新太郎
表紙装画……鈴木恵美
印　刷……株式会社 フクイン

©2019　Printed in Japan　ISBN978-4-8180-2214-0

本書に掲載された著作物の複写・複製・転載・翻訳・データベースへの取り込み，および送信（送信可能化権を含む）・上映・譲渡に関する許諾権は，株式会社日本看護協会出版会が保有しています。

〈出版者著作権管理機構 委託出版物〉
本書の無断複製は著作権法上での例外を除き禁じられています。複製される場合は，その都度事前に一般社団法人出版者著作権管理機構（電話 03-5244-5088，FAX 03-5244-5089，e-mail: info@jcopy.or.jp）の許諾を得てください。